90%的病是錯誤運動造成的

東京都健康長壽醫學中心研究所
青柳幸利——著

三悅文化

縮短壽命的運動、
無論怎麼努力也沒意義的運動，
是不是該放棄了呢？

序章

運動的話，就能健康。

為了導正這種不正確的「認知」，我寫了這本書。

每日都走一萬步，骨頭卻變得更脆弱。

開始跑步之後，罹患了動脈硬化。

持續著錯誤的運動，因而生病的人難以數計。

然而，為何會有這樣的「認知」呢？

世界上，有很多種保健法。

有關於食材、飲食的保健法，有人說「納豆對身體有益」、「無糖讓你無病一身輕」、「裸藻是很棒的保健食品」等等，這類說法往往會被流行所左右，而有關運動的保健法又是如何呢？

雖然沒辦法持續很久，但運動總是有益身體健康啊。

您是這樣認為的嗎？

總而言之，多動多健康的說法準沒錯吧？

但這卻是錯的。

那我就跟大家一樣在巷子裡健走吧！

話也不是這樣說的。

很遺憾的，這些都是很嚴重的錯誤認知。

因為不當運動在確保你這輩子常保健康的同時，也是一個毫無意義，具有損害健康疑慮的存在。

我於東京都健康長壽醫療中心研究所當中，負責調查有關高齡者的身體與健康。此調查的成就，就是在群馬縣中之條町以五千名六十五歲以上的居民為對象進行的「中之條研究」。

在研究進行的過程當中，我常常對一件事情感到頗為費解。那就是我看了很多居民「非常喜歡運動，過著看似健康的生活」，但是他們的身體數值並沒有都非常健康。而在那些偶爾動動身子，完全稱不上是「運動」的居民當中，也能夠發現非常健康的身體數值。

兩者之間的差別到底是什麼呢？對此我曾深感懷疑，但事實上這當中隱藏著一種「運動很讚的錯誤認知」。

為了揭開此祕密，我在這裡請到了二位女士登場。

●**Y女士。為了與退休的丈夫維持健康的身體，迷上了慢跑，並且擁有可以參加馬拉松賽事的實力。**
●**Z女士。興趣是料理與逛街。願意輾轉好幾間超市，並花上一個小時找出美味的食材。**

這兩位女士都是我在研究當中認識的朋友。

Y女士的身材緊緻纖細，看起來似乎非常健康。但是……，Y女士某天突然罹患腦中風。相較之下，Z女士儘管從未做過甚麼像樣的運動，血壓、血糖值卻都十分健康。

將二人分成「疾病」與「健康」的，到底是什麼呢？

容我先將謎底揭開，這是因為Y女士做了超過自己年齡所能負荷的高強度運動。原本Y女士為了保持健康而開始跑馬拉松，卻反而成為了罹患疾病的原因。**對Y女士來說，馬拉松讓身體受損，是一種「錯誤的保健法」。**

相較之下，Z女士的身體活動**剛好符合自己年齡的強度**，所以可以維持著健康的身體。

是的，每種運動有著符合年齡的「最佳強度」，強度太弱或太強都不行。

那也被稱為「中強度的運動」，以「代謝當量」作為基準單位。因此我將它稱之為**「代謝當量保健法」**。

我們拿小孩服飾來比喻吧！隨著年齡的增加，以前的衣服會越來越小件，不知不覺之中衣服變得太小件，這是一種自然現象。而穿著過於寬鬆的衣服同樣不會很舒適。所以我們必須要隨著年齡的增加，換穿更加舒服的服裝尺寸才行。

運動也是一樣的道理。會有一種運動最適合「您的年齡、性別、體格」。

罔顧年齡的增長，持續做相同的運動，會對身體產生負面效果。

例如，二十多歲的人可以無畏任何艱苦，持續從事某項運動幫助維持身體健康，但換做是六十多歲的人從事相同運動，**可就會對健康造成負面影響了**。

反之，某些運動對六十歲以上的人來說是十分恰當，但換做是二十多歲的年輕人持續去做，**則有可能對健康毫無幫助**。

上面雖然一直在陳述令人害怕的事情，但相對來說，各位只要留心於從事「中強度運動」，就能夠給予身體健康極大的幫助。

順帶一提，在中之條研究當中，藉由導入「代謝當量保健法」，我們發現有九成以上高齡居民的健康狀態都獲得了改善。也因為這種健康狀態持續了十年以上，所以被稱之為「中之條的奇蹟」。

顯而易見地，我們發現利用**「代謝當量保健法」可以幫助預防，乃至於改善那些在日本死亡率居高不下的疾病，諸如：癌症、腦中風、心肌梗**

塞、糖尿病、高血壓、動脈硬化等。

進行「代謝當量保健法」，可以活化細胞，減少各種疑難雜症。

無論是怎麼樣的人，都一定能夠引發「奇蹟」，而您的身體亦然。

中之條的居民們用他們的身體證明了，只要持續從事「代謝當量保健法」，比起攝取什麼健康食品、高價的維他命，更能夠使您的生活變得健康以及豐富。

在NHK的「早安日本」以及「ASAICHI」等節目中，都曾經以「代謝當量保健法」的效果做為節目題材。

或許也因為如此，現在那些來自群馬縣、奈良縣、和歌山縣、神戶市、橫濱市、山口市等各地方自治團體，以及豐田汽車、花王、養樂多等企業健康保險協會的委託絡繹不絕，並且他們都向我表示：「請您也在我們家引發『奇蹟』吧！」由此可見，「代謝當量保健法」正以堅定的腳步遍及日本全國各地。

其中奈良縣搶先一步以「外出保健法」的名稱導入「代謝當量保健法」，現在這套保健法已經開始在當地出現效果了。

有參加身體健康追蹤調查半年以上的人告訴我說：

「現在降血壓藥的服藥量是原本的一半耶！」

「血糖值變正常了！」

諸如此類的回饋絡繹不絕，而我也預計在該縣中增添參加者的人數。

那麼事不宜遲，就讓我來向大家介紹，這套引發上述奇蹟的「代謝當量保健法」，具體是如何進行的吧！

東京都健康長壽醫療中心研究所　青柳幸利

第1章「每天走1萬步」也會生病!?

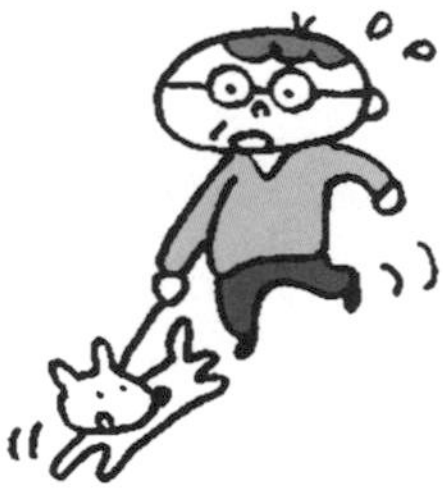

第3章 守護您一生的健康「8000步／20分鐘」

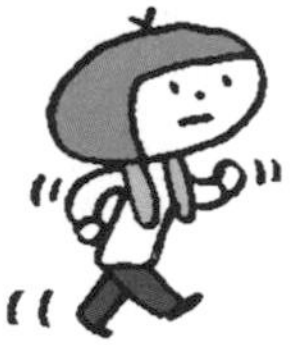

嘗試後的真實感受！代謝當量保健法

第4章 預防疑難雜症奇蹟的「代謝當量健走」

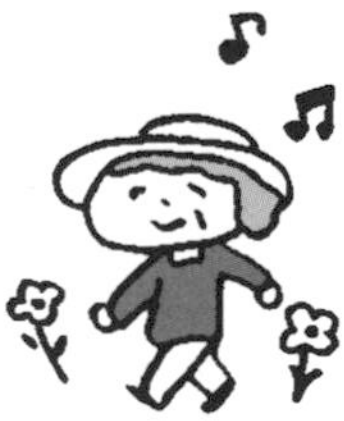

第 1 章

「每天走 1 萬步」也會生病 !?

做運動
而縮短性命的人們

■「每天走1萬步」，竟然生病了！

說到幫助維持健康的代表性運動，最常聽到的就是受到高年齡層族群喜愛的健走了。「健走＝變健康」——單純如此認為的人們並不在少數吧！

然後，因為我們身在「日行一萬步，健康有保固」的時代中，所以也會有人認為「走越多越有效果」吧！

但是，**每日的步數多，並不一定會使您健康**。

讓我從中之條研究的案例之中，挑出三個人介紹給各位吧！

A女士現年七十七歲，是群馬縣中之條町老牌溫泉旅館的老闆娘。我想或許常泡溫泉也有其效果，A女士比其他年齡層的人皮膚更滑嫩，看起來比實際年齡年輕十歲。

然而旅館的工作，比各位想像的還要辛苦。

A女士早上五點起床，一直工作到晚上九點為止。而且，不得不做的工作有很多，諸如：接待客人、櫃檯、房間的清潔、洗滌、配膳、員工的教育、會計等。

因為從早到晚一直都在走路，一日的步數，比起同高齡層的平均值多了一萬步以上。

「都走了這麼多步，一定很健康」我想很多人都會這麼認為。

但是A女士卻罹患了骨質疏鬆症，且在某次不小心跌倒的時候骨折了。

第二位是B先生，現年七十歲。

已經過著悠閒退休生活的B先生，每天的習慣就是與愛犬出門散步。

牽著愛犬到自家附近走動，有著與健走相同的效果，應該也算是有相當程度的運動。

但是某天，B先生卻罹患了憂鬱症。

通常罹患憂鬱症的人，都會避免出門，與外界接觸。B先生每日都有與愛犬散步的習慣，照理而言很難想像他會罹患憂鬱症，但不知為何，他竟然出現了病症。

第三位是六十五歲的女性，C女士。

C女士為了維持健康，每天都會在早晨與傍晚兩個時段散步。

C女士一日的平均步數為八千步，比起一般人的平均步數七千步還多，所以C女士在一日之中的運動量中算是非常充足。**但是，C女士身上卻出現了糖尿病的病徵。**

剛才為各位介紹了這三個人，他們都擁有一個共同點。就是實際在工作時或是散步中，相當留意身體健康，並因此比旁人多走了很多步。

儘管如此，他們依然生病了。

■也有男性因鐵人三項而罹患動脈硬化

我再向各位介紹一個積極從事運動，卻反而危害身體健康的例子吧。

這是我的一位朋友，現年四十多歲的D先生。

他是一名優秀的經營者，工作時也是充滿幹勁，但因為過於忙碌與壓力讓他暴飲暴食，一年之內一連胖了十公斤。

他認為「再這樣下去就糟了」，在四十歲的時候下定決心要減肥而開始了健走生活。

起初，D先生很享受於幾公里內的健走，漸漸地對於運動本身燃起了興趣，最後竟然挑戰了在經營者同伴間很流行的鐵人三項。

跑步的距離也從五公里延長至十公里，再從十公里延長至十五公里，他也很高興自己完成跑步的時間越來越縮短。

然後在接觸鐵人三項的一年半之後，他開始挑戰大型比賽。甚至在八次的大賽中完賽。

健康地、快樂地度過每一天，**生活如此充實的D先生，在挑戰第九次的鐵人三項大賽之前，被發現有動脈硬化的症狀出現。**除了手腳發麻，D先生還感覺到大腿內側與小腿肚有疼痛現象。

「怎麼會這樣啊？D先生身體很健康的啊？」、「明明都這麼努力運動了說⋯⋯」周圍的人們都覺得不可思議，但是對於身體狀況最不知所措的卻是Ｄ先生本人。

「做運動做到都能完賽鐵人三項了，為什麼還會這樣？」，對此他感到困惑不解⋯⋯。

無論怎麼走，
就是無法變健康

■「走越多越健康」是非常錯誤的認知

我想一般來說很多人會相信「走越多越健康」這套說法。

但是，先前向各位介紹的A女士、B先生、C女士比一般人走得還多，最後卻還是生病了。

D先生不拘泥於健走，也擁有能夠完成鐵人三項賽事的體力，儘管如此卻也還是生病了。

「為了健康」而努力運動卻造成性命縮短，沒有比這還要諷刺的事情了。

為什麼會發生此般事態呢？那是因為，這四個人都**忽略了「運動的品質」**。

這四人「運動的品質」都欠佳，所以不管走的步數有多少，最終還是會招來「生病」的糟糕結果。

說到「運動的品質」，或許大家毫無頭緒，在這裡我所提到的「運動的品質」，這指的是**活動強度**。

「活動強度」就如字面上的意思，是「活動（運動）的強度」。運動的強度如同左邊那頁的圖示，分為「低強度」「中強度」「高強度」三個級別。

簡單來說，依照運動的「強度」，對身體的影響將會有一百八十度的轉變，身體可能會更健康，或是反而導致疾病纏身。

這些定義在第2章會向各位介紹，在這裡請各位先理解運動的強度，分為「低」、「中」、「高」三個階段。

■只有走路的話不會變健康

那麼，「品質最好的運動」是什麼呢？

是的，如同我在「序章」中說的，「品質最好的運動」就是「中強

運動裡有「低、中、高」的強度級別

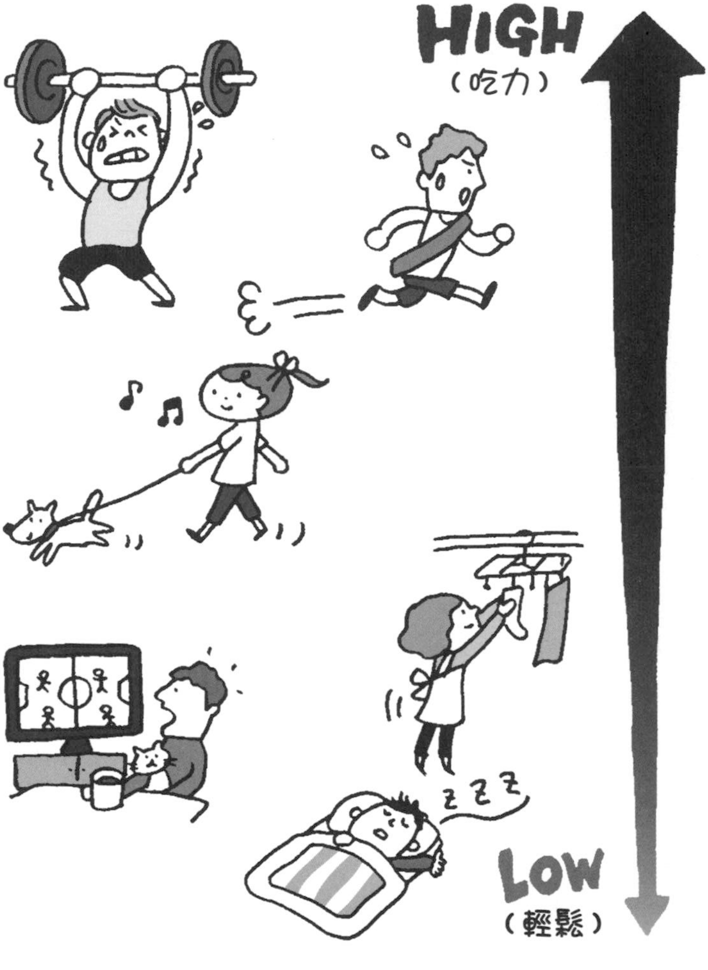

度的運動」。這種運動才可以幫助各位打造出健康的身體。

也就是說，站在健康的觀點，**運動的強度不能太弱，也不能太強。只有中強度的運動，才能最有效維持以及增進健康，並且預防疾病發生，是健康長壽的必要因素。**

這是我從中之條研究中導出的結論。

說到中強度運動，或許一般人沒有什麼概念。代表性的中強度運動是「快走」。

快走比平常走路再快一些。請試著回想與愛犬散步時，或是快趕不上約會時稍微加快的腳步。

低強度的運動是打掃、洗滌等簡單的家事，或是悠閒走路等等。「邊唱歌邊走路」的話，這樣的步行會太過於悠閒。很遺憾地，就算持續著這樣的運動，也不會得到任何效果。

另外，一日走七千步左右的話，普通、低強度與中強度的比率約為三：一左右。也就是說，大約四分之一（約一七五〇步）為中強度運動，無論男女均沒有差別。

但是，如果沒有留意到這一點，就會像先前與各位介紹的人們一樣，「無論怎麼走，都只是低強度的運動」，所以必須要非常注意。

高強度的運動中，慢跑、跑步、游泳等等，這些都是代表性的費勁型運動。像這些費勁的運動，別說是健康了，有些人甚至有可能會因而罹患疾病。

要講述運動與健康的關係，運動的量（步數）與運動的質（活動的強度），彼此的平衡就非常重要。

在這個社會上「為了健康，走路是很好的運動」的說法已經深植人心，**但大家在付諸行動時沒有把步數與走路的速度聯想在一起，所以很多人做的並不是「理想的運動」**。

運動不做不行，
做過頭也不行

■為什麼增加運動量也不會變健康呢？

「中強度的運動對身體好」在這個事實的基礎上，我們用圖表再一次回顧先前介紹的A～D例子吧。

老牌旅館的老闆娘A女士，因為旅館的工作一日都會走一萬步以上。只看步數的話，會認為A女士的運動量比其他同年代的女性還多。

儘管如此，A女士依然罹患了骨質疏鬆症並且不幸骨折，其原因在於**中強度的運動不足**。

33頁中的圖示，是用圖表將A女士一日生活的運動強度，分成「高」、「中」、「低」三個等級。

儘管一天都在活動，但是完全看不到有達到中強度運動的程度，一眼望去A女士一日的活動完全都是屬於低強度的等級。

雖然我們知道A女士因為旅館的工作每天都很忙碌，但因為是旅館老闆娘，平常都是穿著和服活動，所以不論再怎麼急，都會用小碎步的步伐走路。小碎步幾乎沒有上下的運動，以運動來說基本上都是屬於低強度的範圍。

骨頭只要受到適當的刺激，便會吸收生成骨頭必要的礦物質。像A女士這樣的小碎步，沒辦法給予刺激，骨頭因缺乏礦物質變得脆弱。

另外，A女士的情況，出門買東西等工作都會交予廚房的員工負責，整天幾乎都是在旅館中生活。**白天時幾乎都沒有接受到太陽光（紫外線）的照射**。

製造骨頭的過程中，除了鈣質、蛋白質之外，維生素D也不可或缺。人體在接收到紫外線時，會合成維生素D並使其活化。

也就是說，對於一日之中都在旅館生活，一直維持低強度運動的A女士來說，沒有湊齊生成骨頭的條件「中強度的運動」＋「太陽光（維生素D）」。

A 女士一日的生活模式與活動強度

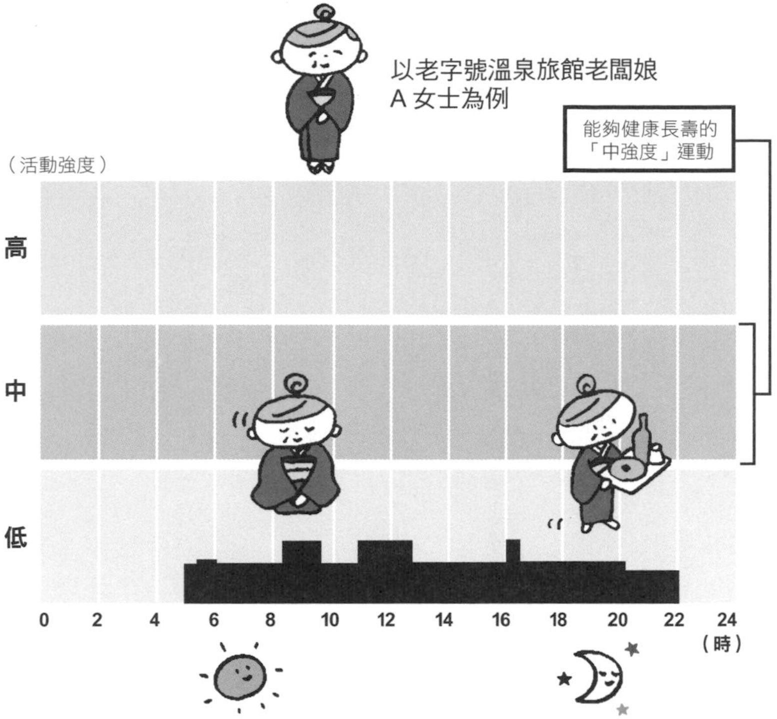

雖然整天都在活動，但完全沒有到達中強度的等級，只有低強度的運動。

↓

罹患骨質疏鬆症，不幸骨折

■缺少中強度的運動會罹患憂鬱症

左頁的圖示，是每天都會帶愛犬出門散步，B先生的生活模式圖表。B先生每天都與愛犬一同出門，即使如此依然得了憂鬱症。我稍後會向各位說明，憂鬱症與中強度運動不足，有著密不可分的關係。

看圖我們可以知道，B先生帶愛犬出門散步的傍晚時段中，是屬於中強度的運動。

但是，除此之外的時段，幾乎都是低強度的運動，完全沒有運動的時間也佔了多數。

如果在家的時候也能做做家事等活動的話，運動強度應該會稍微上下移動，所以B先生的情況，我們可以想像得到基本上他在家時是無所事事的。

實際訪問本人，他說：「客廳有擺放床墊，所以我整天都躺著看電

B 先生一日的生活模式與活動強度

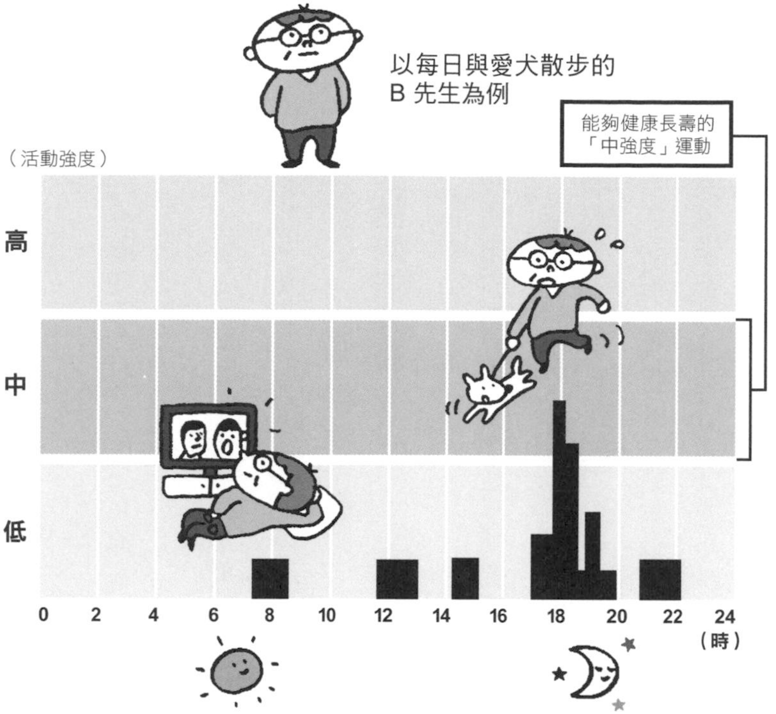

雖然與愛犬一同散步的時段是屬於中強度的運動，但此外的時段幾乎沒有活動。

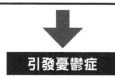

引發憂鬱症

視。」、「沒辦法，因為我傍晚要帶狗出去散步，回來已經很累了，做什麼都提不起勁。」

B先生一日的步數約四千步。比起其他人平均七千步來說，可以說是少了很多。

也就是說，B先生在量（步數）與質（運動強度）上雙重不足，我們可以推測這就是他罹患憂鬱症的原因。

■僅僅是散步的話毫無意義

接下來，讓我們來看看C女士生活模式的圖表吧。

我們看左頁的圖示，可以了解早晨與傍晚的時候活動強度有上升。C女士每天習慣在早上與傍晚的時候出門散步。

但是出門散步的時段，也都一直處於低強度的運動，並沒有上升至中強度的等級。這意味著C女士走路非常悠閒。

C 女士一日的生活模式與活動強度

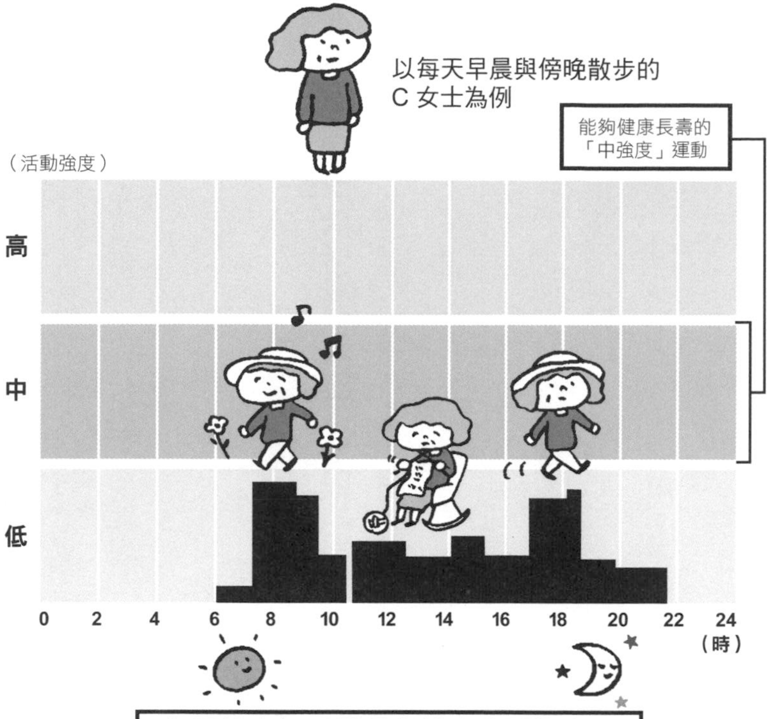

為了健康每天早晨與傍晚出門散步，但因為是悠閒地走路，所以並不算是中強度的運動。

↓

罹患糖尿病

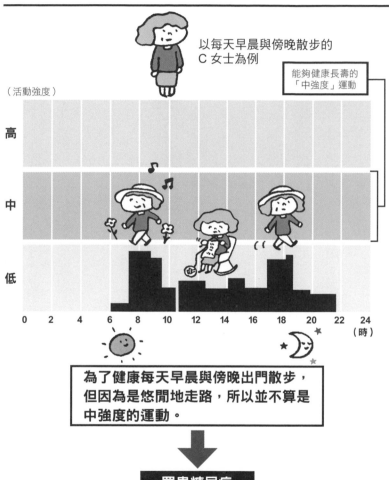

難得每天都養成習慣走路平均超過八千步，但很遺憾的是C女士幾乎沒有達到能有效維持健康與預防生病的中強度等級。我們可以推測出這就是為什麼，C女士乍看之下似乎過著很健康的生活，卻還是罹患糖尿病的原因之一。

剛所談述的三個人，**明明都有運動，卻因為幾乎維持在低強度，很少中強度的運動，所以很遺憾地並不會因此而變得健康。**

低強度的運動不太有提高新陳代謝的效果，也沒有強化骨質、肌肉，以及心肺機能的作用。

另外，如果是快走等運動，我們知道可以降低血壓與血糖值，但若只是悠閒地走路，我們不能期待有這種效果出現。

也就是說，中強度運動的不足，或是步數與活動強度間的平衡不好的話，難得的運動並不會對維持或是增進健康有什麼貢獻。

■使身體緊繃，體內只會逐漸老化

那麼，喜歡鐵人三項運動，卻得了動脈硬化的D先生，他的情況又是如何呢？

慢跑等運動對健康是有效益的——。一般來說，我想很多人都相信著這件事情，並且在日常生活中加入了慢跑的行程吧。

但高強度的運動，卻是引發各種疾病的原因之一。

會這麼說是因為**做高強度的運動，體內會產生過多攻擊正常細胞的活性氧類**。

大約在幾年前，「活性氧類」這一詞彙曾造成一股風潮，或許有很多人曾聽說過。

活性氧類是因激烈的運動、抽菸、紫外線、食品添加物，以及有害的化學物質於體內產生的化合物，它會讓人類的細胞或基因氧化（使生鏽），並造成破壞。

如果只是較輕微的損傷，體內（酵素）的作用會自行幫助人體修復，但若是產生了過多的活性氧類，修復速度將會趕不上破壞，也可能會引起細胞「自殺」。

令人害怕的是，生鏽了的細胞，會使周圍的細胞也跟著「生鏽」。然後失去正常作用的細胞就會逐漸老化。

老化的細胞會引發糖尿病、高血壓、動脈硬化、心肌梗塞、腦中風等文明病。除此之外，沒有被完全修復，死裡逃生的基因也可能是造成癌症、糖尿病、失智症等疾病的原因。

「運動員很容易感冒」，我想大家都有聽過這般傳聞吧！事實上這是真的，他們平日的激烈運動對身體造成傷害，導致抵抗力下滑，進而讓他們容易生病。

所以說，現役期間越長的運動員越有早日死亡的傾向。

D 先生一日的生活模式與活動強度

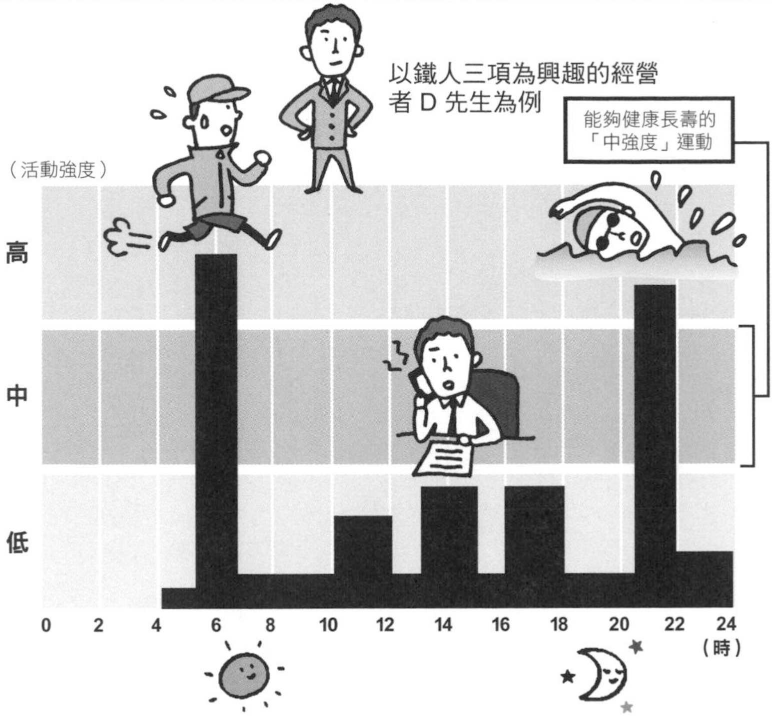

在早晨與工作結束後去健身房與（高強度的）慢跑

↓

引發動脈硬化

即使是健壯緊緻的體格，身體內部也可能逐漸在老化當中。

■「想要恢復體力」的誤解會讓人短命

D先生的情況也是相同的，過度持續高強度的運動，會產生過多的活性氧類。活性氧類會氧化細胞膜，以及血液中的膽固醇等脂類，所以會引發動脈硬化。

D先生說：「看到經營者夥伴之間都在健身，我覺得自己不努力點不行。」

他接著說：「年紀邁入四十大關，體力直直下墜，我誤以為只要給身體負荷，並且加以鍛鍊，就能取回年輕時候的體力。」

很遺憾地，勉強自己的身體，它也不會就此甦醒，反而還有更早迎來死期的疑慮。

顯而易見地，從D先生已經是四十過半的年紀與體力來看，他高強度的運動做過頭了。

過於吃力的運動，體內會產生過多的活性氧類

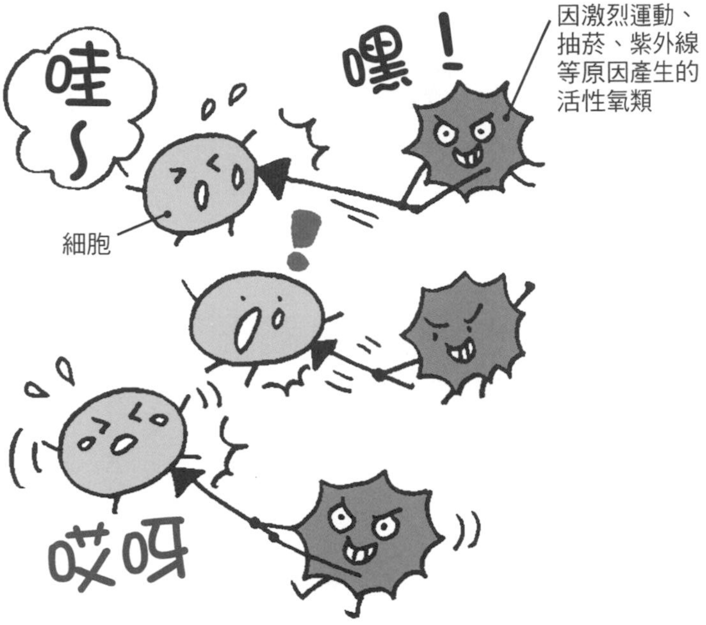
哇～
嘿！
因激烈運動、抽菸、紫外線等原因產生的活性氧類
細胞
哎呀

修復受傷細胞的速度，若是趕不上活性氧類的攻擊……

↓

老化

年輕時候的抵抗力很高，所以就算做高強度的運動也來得及回復，但隨著年齡的增加，抵抗力只會每況愈下。

另外，長距離的跑步會磨損軟骨，腰部與腿部也容易疼痛。

特別是高齡的女性，很容易膝關節病變，或是髖關節脫臼等等，所以避免跑步等激烈運動會比較好。

若細胞或基因的損傷，與其修復速度之間有良好的平衡，那麼就沒有問題，但是只要那個平衡崩壞，就會引發意想不到的疾病。

運動所使用的體力，與預防生病的體力（＝免疫力）是完全不同的東西。**為了健康而開始的運動，因而引發疾病可就沒有意義了**。過猶不及，希望各位千萬注意不要「做過頭」了。

但我也不希望大家誤會，就此斷定「高強度運動是不好的」。

「高強度的運動」並不一定是「不好」的。在我們的生活當中，時刻存在著要做高強度運動的情形，像是因為有急事而匆匆忙忙地跑步，或是某些要做運動的日子。不管是任何運動，**適可而止，並保持「平衡」都非常重要**。

想要身體健康，
現在就停止肌肉訓練

■「請做有氧運動！」相信這句話很危險！

那麼，為了維持健康，我們該怎麼做才好呢？

答案就是「中強度運動」。我在中之條的研究當中得知，越能良好維持中強度身體活動的平衡，越能活得健康，遠離疾病。

中強度的運動，雖然也會給予身體負荷使細胞活化，但並不是令「修復機能」無法追上的速度，可以說是**打造健康與長壽體魄的最佳運動**。

49頁的圖是E女士的生活模式圖表，她幾乎沒有生過什麼病。像E女士這樣適當地在生活中加入中強度的身體活動，罹患疾病的機率就降低許多。

也就是說重點在於，**即使沒有特別的運動或是健身習慣，在一定時間當中，讓身體從事中強度的活動，這樣就可以維持健康，並遠離疾病**。

因為中之條的研究對象都是六十五歲以上的高齡者，所以當中有很多人都沒有辦法積極地運動。

另一方面，有很多人在每天的家事、購物、工作、散步等作息中，加入了中強度的身體活動，因而過著健康的每一天也是不爭的事實。

也就是說，在日常生活中，使身體在一定時間有中強度等級的活動，就算不特意去做運動，也能維持健康了。

「為了維持健康，一定要從事健身或是慢跑等運動」，我想依然很多人對此說法深信不移。實際上，我們也能常常看到很多書籍推薦這些運動。

但是，只要能做到中強度的身體活動，也就沒有必要去慢跑或是健身了。

舉例來說，健康類雜誌等書籍中會提到「用有氧運動，健康瘦身吧」，慢跑之類的**有氧運動雖然有改善心肺功能與促進脂肪燃燒等效果，但同時對心臟、血管，以及足腰部造成的負擔也絕不能小覷。**

身體常有中強度等級活動的 E 女士為例

一日之中，加入20分鐘的中強度運動非常理想。

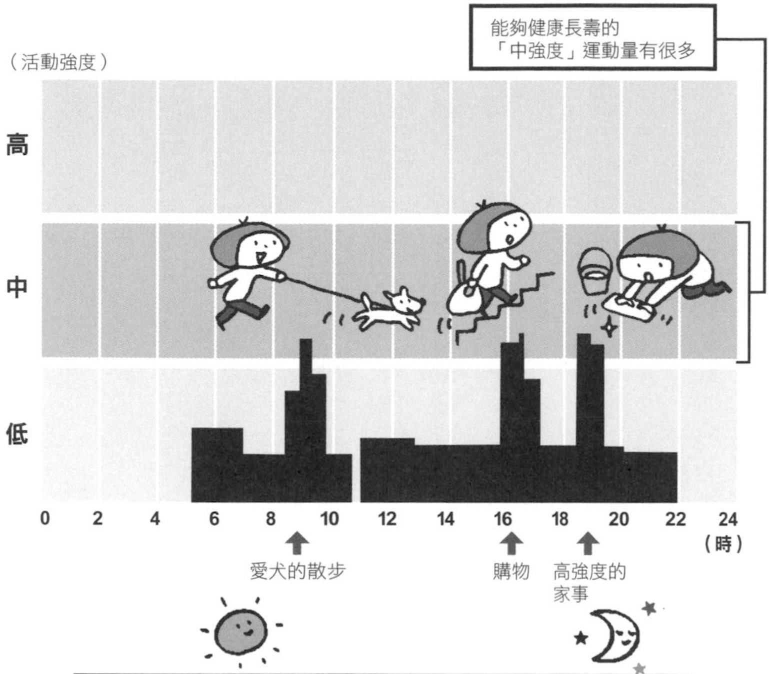

即時沒有特別去做運動，
也可以在日常生活中加入中強度的身體活動。

更健康、更長壽

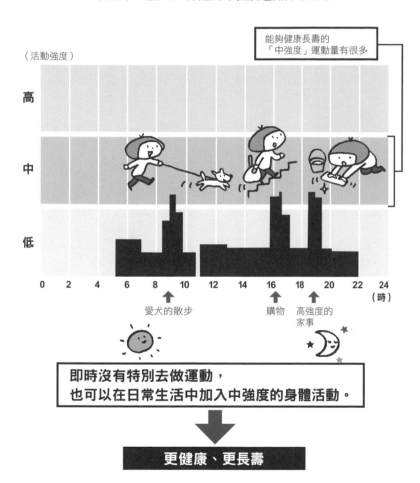

高齡者當然如此，三十～五十多歲的人因急性心臟衰竭，或是腦梗塞等心血管疾病而倒下的例子並不少。

腿部肌力過於不足，甚至妨礙到日常生活的話，健身當然是必要的，但從預防醫學的觀點來看，並不是十分推薦。

健身當中，使力的時候因為會一瞬間停止呼吸，血壓因此暫時性上升，會對血管成過度的負擔。

另外，構成肌肉的肌肉纖維，雖然受傷會被修復，但若是持續給予高強度的負擔，修復的速度會趕不上受傷的速度。

競賽型的運動中，健身是不可或缺的，但若是以健康為目的的話，就沒有必要健身鍛鍊肌肉了。

■打開長壽基因的開關吧！

在這方面上，中強度的身體活動，竟有這麼多的益處。

- **活化新陳代謝**
- **強化心肺功能**
- **提高體溫**
- **增強免疫力**
- **提高自律神經的作用**
- **促進血液循環，降低血壓**
- **提高脂肪燃燒率，降低血糖值**

像這樣，我們可以藉由在日常生活中，實行中強度的身體活動，就可以獲得各式各樣的健康效果。在中之條町也是，持續中強度運動與身體活動的人，很明顯地都有改善自身的健康狀態。

而且，在中強度的身體活動中，不僅不會過度產生活性氧類，還有活化負責抑制癌細胞的ＮＫ（自然殺手）細胞的效果。

這也就是說，**中強度運動會打開「長壽基因」的開關**。

中強度運動之中，不論是誰都能很簡單地實行，且最不會造成身體負擔的就是快走。單單只是走很長距離的路的話，就會像先前的案例一樣，實際上幾乎沒有達到中強度的等級，因此我將我所推薦的中強度健走（所謂的快走）改名為「代謝當量健走」介紹給各位。（詳情在第4章）

也可以改以快走取代日常生活中的身體活動，但如果日常生活中不太有可以快走的情況，為彌補不足的部分，也可以養成每日快走散步的習慣。

雖然我對高強度的運動貶過於褒，但那些正在心中嘀咕「我很喜歡網球的說……」的讀者們也不必失望。

只要將高強度的運動控制在不過量，不勉強的程度，可就沒有問題了。

特別是越年長者，越不會想去做那些打亂呼吸的高強度運動。我非常了解那種痛苦。就算是去打網球，也不太會想氣喘如牛地追著球跑吧。

但是絕對沒有「只要持續逼迫身體，就會脫胎換骨」的道理，請各位要多多注意。

中強度的運動好處多多

中強度的身體活動是……

↓

① 活化新陳代謝
② 強化心肺功能
③ 提高體溫
④ 增強免疫力
⑤ 提高自律神經的作用
⑥ 促進血液循環
⑦ 降低血壓
⑧ 提高脂肪燃燒率
⑨ 降低血糖值

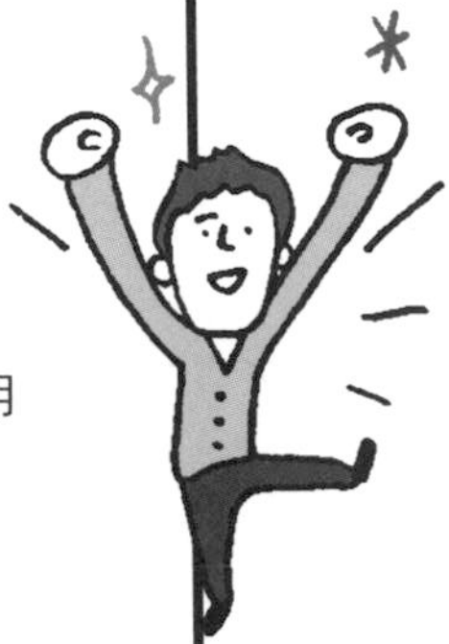

↓

打造健康不生病的體魄

嘗試後的真實感受！
代謝當量保健法

重新審視運動的品質，骨頭變得更堅固了！

文中登場的老字號旅館老闆娘 A 女士，儘管旅館的工作繁忙，但幾乎沒有中強度的身體活動，也沒有接受到太陽的紫外線，因此罹患了骨質疏鬆症，以及骨折。

骨折的傷勢恢復之後，我建議老闆娘「時時提醒自己中強度的運動，並且實行於生活之中」，以及「要多出門」。

之後，A 女士就很積極外出，並且找到機會就做「代謝當量健走」（快走）。另外，之前雖然都把所有採買的工作交給員工處理，但現在 A 女士自己也會前往當地的超市採買了。

在步行可以前往的距離之中，因為沒有超市，所以 A 女士都是開車前去購物。即便如此，A 女士依然有按照她自己的方式在走路這方面下了功夫。像是把車停在離店舖出入口最遠的位置，並且用快走的方式前往，以及在店內移動時善用樓梯等等。

這些努力有了回報，A 女士的骨質疏鬆症完全好轉，比以往更加有精神地奔走於旅館的工作之中。

第 2 章

打開長壽
基因開關的
「代謝當量保健法」

對A女士來說能夠促進健康的運動，換成B先生來做卻會生病。

■表現運動強度的「代謝當量」

在第1章中，敘述了快走等「中強度」的運動可以有效維持與增進健康，以及預防疾病等等。

那麼，「中強度」指的是怎麼樣程度的運動呢？

為獲得更高的運動效果，知道活動強度的定義就非常重要。

或許會出現一些稍微專業一點的知識，但不太過緊張，請放鬆心情繼續往下閱讀。

身體活動、運動的強度可以用「代謝當量」（METs）這一詞彙表現。（以下稱作「代謝當量」）

代謝當量以身體靜止時為基準，是一種表現身體活動時會消耗多少能量的單位。這也可以視為運動時的強度單位。

人在靜止的狀態下也會消耗能量，而這被訂定為是1 MET。

以此推斷，身體活動消耗的能量是人體靜止的二倍時，就是 2 METs，三倍就是 3 METs，四倍的話就是 4 METs……。

代謝當量從 1 MET到活動量最多的20幾METs，消耗卡路里由低至高的順序，可分類成「低強度」→「中強度」→「高強度」。

請您瞭解，當活動強度越高時，給予身體的負擔會越大。

各別的活動強度，我在第1章中有簡單地介紹了，為順便讓各位能再複習一次，我們來整理一下吧。

- **●低強度：簡單的家事、悠閒的散步、槌球等等**
- **●中強度：快走、與愛犬散步、爬山**
- **●高強度：慢跑、跑步、體操等等**

那麼，各別的活動強度，相當於多少MET呢？強度範圍大抵如下。

●低強度：1～3 METs未滿
●中強度：3～6 METs未滿
●高強度：6 METs以上

也就是說，我們只要在生活當中，加入3～6 METs程度的身體活動就可以了。

■對身體好的運動強度，會根據年齡有很大的不同！

可是，「中強度：3～6 METs未滿」這一數值的範圍拉得很開呢！這是因為隨著**個體不同，中強度運動的數值也會不一樣**。

每當我們閱讀健康相關的書籍，常常會看到「將一日的卡路里控制在○○○的話就會瘦」、「一天走○○公里就會變健康」等等說詞。

當然，這些理論大部份都應該會以「體重在○○公斤的情況」、「年齡在○○歲以上的人」作為先決條件才對，而這些絕對的數值似乎有自成一派的傾向。

但是這些數值本來就會因為男女的差別、年齡、體格、環境等的不同而有所改變。

代謝當量的中強度數值，也會因為不同的人而改變。但大部份是以年齡做區分。

例如，二十多歲與六十多歲的人，同時進行活動強度5 METs的步行。對二十多歲的人來說，步伐一定很輕鬆吧。但另一方面，對六十多歲的人來說，應該會感到相當吃力。

因為根據年齡的不同，體力也不一樣，所以有差別是理所當然的事情。

因此，中強度的身體活動，依年齡的不同被定義成以下的標準。

年齡的不同，「中強度」的程度也不一樣

細分的話，年齡、性別，體格等的不同，「中強度」的值也會改變，但大致上是用「年齡」決定。

60 歲以上	➡	**3.0～4.9 METs**
40～59 歲	➡	**4.0～5.9 METs**
20～39 歲	➡	**5.0～6.9 METs**

（例）5 METs 的運動……

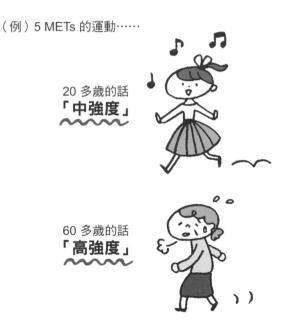

20 多歲的話
「中強度」

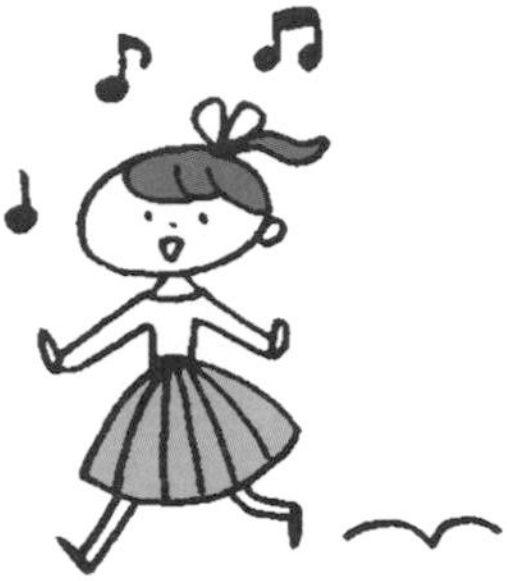

60 多歲的話
「高強度」

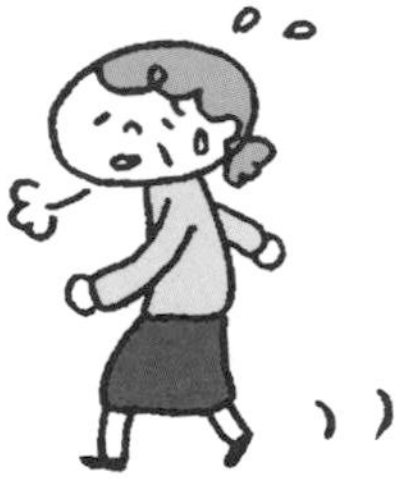

● 60歲以上→3.0～4.9 METs
● 40～59歲→4.0～5.9 METs
● 20～39歲→5.0～6.9 METs

實際上同年代的人體力也有差別，根據體格、性別的不同也會出現個體差異，在本書中，是以每個年齡層做說明。

■中強度是「快要極限了！」的一半？

那麼，中強度的身體活動是如何決定的呢？

中強度被定義為是每個人最大METs的一半（50％）左右。也就是說，對某個人來說最大值為12 METs的話，那麼那個人的中強度等級為最大值的一半，也就是6 METs。

但光是說甚麼「最大METs的50％左右」，或許會讓很多人丈二金剛摸不著頭腦。

話又說回來了，可能也有很多人不知道自己的最大METs有多少吧。

舉例來說，若是慢慢提高跑步的速度，並在過程中逐漸喘不上氣，最後覺得「已經不能再跑了！」的時候應該到達極限了。這時一分鐘內每一公斤的體重吸取的氧氣量稱為「最大攝氧量」，然後這也是體力的指標，也是那個人的最大METs。

所以簡單的來說，**「中強度運動的程度，就是在『感覺已經到極限了！』時，氧氣消耗量的一半左右。」**

■「健走沒有效果……」為了避免此種情況

例如，我在第1章中向大家介紹，我最推薦的中強度運動——快走，也就是「代謝當量健走」。

但是，快走難以定義，所以才會有像是「明明就有在健走，卻還是生病了」這種結局發生。

這是因為每個人對「快」與「急」的感覺都不相同。有些專家會把中強度表現為「冒汗的程度」或是「稍微吃力的程度」，但這些都不太正確。

「冒汗的程度」會隨著氣候而變化。當我們身處炎熱的夏天等氣候時，光是站著都會冒汗了，而且流汗的程度每個人也會有所差異。

「稍微吃力的程度」也會因為主觀而有所誤差。普遍而言，比起男性，女性比較有難以感覺到「吃力」的傾向。因為女性在生理上覺得「吃力」時，主觀上卻反而會認為「似乎沒有那麼吃力」。

為了不產生誤差，我將自己構思的「代謝當量健走」定義為「健走時雖然不能唱歌，但是可以跟他人對話的程度」。

「個人最快步行速度的60％左右」或是「個人通常步行速度的110～115％」，雖然這樣的方式也是沒問題，但不去計算每個人的步行速度，而叫人去憑空想像，這或許有些魯莽。

代謝當量是以攝氧量（肺換氣量）決定，把快走的程度大致想像成

「雖然不能唱歌，但是可以跟他人對話程度」會比較好。（※「代謝當量健走」的方法，在第4章中有詳細介紹）

■對您健康最有效的運動是？

當然，中強度的身體活動，並不是只有快走而已。在日常的運動以及生活中，也有著各式各樣中強度的身體活動。

再次重述，中強度的身體活動，主要因年齡而有所不同。所以，知曉屬於自己的中強度活動、運動的項目是什麼就非常重要。

舉例來說，對六十歲以上的人3.0～4.9 METs是屬於中強度運動。

輕量的負重訓練、體操、保齡球、水中運動、桌球等運動，對六十歲的人來說就是屬於中強度的運動。

日常活動的話，與愛犬散步、整理家俱、打包行李、上下樓梯、吸塵器吸地、抹布擦地、拔草等等都算是中強度的程度。

四十歲至五十九歲的話中強度是4.0～5.9 METs，二十歲至三十九歲則是5.0～6.9 METs，所以假設三十歲的人做輕量的體操，或是水中運動的話，增進健康與預防疾病的效果就太過微弱。

日本厚生勞動省整理了 3 METs以上，也就是中強度的運動，以及日常活動（請參照左頁表格）。（※厚生勞動省：日本政府負責醫療衛生以及社會保障的主要部門）

大家算上自己的年紀，確認一下怎樣的運動或是日常活動屬於「中強度」吧。然後請提醒自己**不要選擇像重訓等，給予身體某部分負擔的運動，而是選擇並實行「全身性的活動」**。

那麼，屬於自己的中強度運動是什麼，我想應該大致有個概念了吧。有概念之後，我建議先將中強度的運動納入至生活之中，而有個可以更正確且簡單，就能知道你現在正在做的是什麼樣身體活動的方法。

那就是使用稱為「身體活動量計測器」的工具，測量步數與中強度活動時間的方法。

這些是 3 METs 以上的運動與日常活動

3 METs 以上的運動

METs	運動的內容
3.0	負重訓練（輕量或是中等程度）、保齡球、飛盤
3.5	體操（在家做的輕量、中等程度）、高爾夫球（使用高球車之情況）
3.8	微快走（94m／分）
4.0	快走（95～100m／分）、水上運動、水上柔軟體操、桌球、太極拳、水上有氧運動
4.5	高爾夫球（自己搬移球桿之情況）、羽毛球
5.0	壘球、棒球、孩童的玩耍（踢石子、躲避球等）、認真快走（107m／分）
6.0	負重訓練（力量舉重、健美）、慢跑與步行組合（慢跑 10 分鐘以下）、健美操
6.5	有氧體操
7.0	慢跑、網球、足球、滑雪、游泳等等

3 METs 以上的日常活動

METs	活動的內容
3.0	普通步行（67m／分、帶小孩或是愛犬出門、購物等等）、釣魚、打掃家裡、整理傢俱、做木工、包裝、從車上搬行李下來、下樓梯、照顧小孩（正面背）
3.3	步行（81m／分、通勤時等）、清理地毯、打掃地板
3.5	抹布擦地、吸塵器、裝箱作業、搬運輕行李
3.8	微快走（94m／分）、刷地板、打掃浴室
4.0	腳踏車、通勤、陪小孩玩耍、與動物散步、照料、清除屋頂積雪
4.5	種植樹苗、拔草、務農（餵家畜飼料）
5.0	與活潑的小孩以及動物玩耍、跑步、認真快走（107m／分）
5.5	除草
6.0	搬移傢俱、用鏟子鏟雪

作者依據日本厚生勞動省的「身體活動的運動數值表」製作而成

活用協助維持健康的小工具
「身體活動量計測器」吧

■您做的是多麼「高品質的運動」呢？

「身體活動量計測器」是只要攜帶在身上，就能從液晶螢幕上看到一日的「步數」、以及估了多少「快走（中強度的身體活動）時間」的健康器具。

與單純計算步數為目的的「計步器」不同，身體活動量計測器的特徵是**可以計算到步行的強度（給了身體多少負荷）**。

一般也被稱作「活動量計」，多數的健康醫療器材品牌，販售供一般使用的身體活動量計測器價位大約在２０００至４０００日圓之間。

大部份都可以在家電量販店以及網路商店等地方購買。

雖然每種型號的功能都不盡相同，當中也有著只要帶在身上就能自動記錄一個月以上資料的功能。

但是，在選擇身體活動量計測器的時候，有二點一定要確認。

那就是該機器能不能測量「步數」與「中強度的步行時間（快走的時

間）」。

我稍後會詳細說明，要維持與增進健康，運動的量（步數）與質（中強度的活動時間）的平衡非常重要。

所以，最好是選擇可以測量「步數」與「中強度活動時間」的身體活動量計測器。

但是，有一個問題。

不管哪個身體活動量計測器都能測量「步數」，但現在能測量「中強度活動時間（快走的時間）」的機種非常稀少，僅有山佐（YAMASA）與泰爾茂（Terumo）的活動量計等部分的商品才有此功能。

但是，我們可以從「中強度的步數」來尋求「中強度的步行時間（快走的時間）」。（不同的品牌有不同稱呼的方式，像是「確實的步數」、「快走的步數」等等。）

把「步數」換成「時間」就可以了。

以日本人作為統計均值的情況下，快走的基準步數（pitch）是「1分

「中強度的時間」之尋求方法

中強度的步數（步）	÷	120 步／分	＝	中強度的時間（分）

（例）1日的中強度步數為2400步的情況……

2400步÷120步／分＝20分鐘

也就是說，**「中強度的步行時間＝20分鐘」**

鐘走１２０步」。

因此我們可以把身體活動量計測器中顯示的「中強度的步數」除以１２０步／分的話，就能算出中強度的活動時間了。

例如，１日的「中強度的步數」為２４００步的情況下，可以用下述的方式計算出。（參照圖）

２４００步（中強度的步數）÷１２０步／分＝20分鐘（中強度的時間）

也就是說，「１日的中強度步數＝２４００步」之情況下，「１日的中強度步行時間＝20分鐘」。

■只要能測量出中強度，無論是什麼廠牌都OK

現在主要有五個品牌的商品可以顯示「步數」與「中強度的步行時間（快走時間）」，或是「步數」與「中強度的步數」。

- **山佐（YAMASA）**
- **泰爾茂（Terumo）**
- **TANITA**
- **歐姆龍**
- **SUZUKEN**

剩下的就是考慮設計以及價格等等，選擇最適合自己的就沒問題了！

身體活動量計測器，只要能測量出步數與中強度相關數值，就非常夠用了。

身體活動量計測器有這麼多種

品牌	商品名稱	商品照片	價格	中強度的名稱	中強度的時間	中強度的步數	按年齡設定中強度
山佐	萬步計® 活動萬步 TH-450	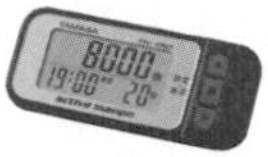	公開標價	快走時間	可測量	無	不可
泰爾茂	泰爾茂 步行強度測量器	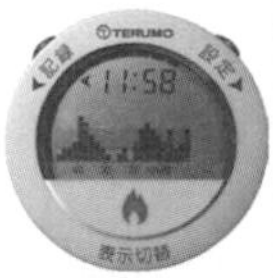	建議售價7180日圓（含稅）	中強度的步行時間	可測量	無	可 （2~5METs）
TANITA	活動量計 Carolism For WALKING EZ-062	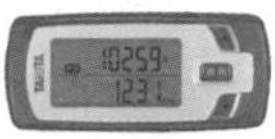	公開標價	快走	無	可測量	不可
歐姆龍	歐姆龍 計步器 HJ-326F	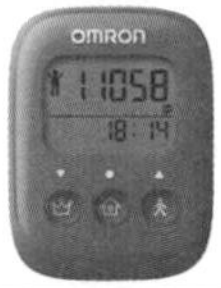	公開標價	運動步數	無	可測量	不可
SUZUKEN	生活習慣記錄器 LifecodaMe	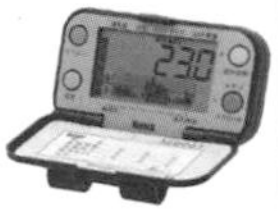	公開標價	活動時間（運動強度4以上）	可測量（可顯示在附加的電腦軟體上）	無	不可

※能測量「中強度的時間」會比「中強度的步數」正確

市售的商品中，有的能測量步行距離、消耗卡路里，或是脂肪燃燒率等等，但只需有必要的功能便足以。

我想推薦給大家的是，簡單實用的身體活動量計測器。

如果您不知道該怎麼購買，請試著向店員詢問說：「我想要可以測量步數與中強度度運動的身體活動量計測器」。

■首先請試著「體驗」中強度

拿到身體活動量計測器之後，請試著用身體實際體驗看看中強度的身體活動狀況。

首先，先帶著身體活動量計測器出門，試著以平常的步伐步行10分鐘左右。

這時候，我想身體活動量計測器大概會顯示出「低強度」。

接下來，請試著用比平常還快的步伐，步行10分鐘左右。

異。

身體活動量計測器顯示「中強度」的話，請感受一下這個速度感的差

當然，每個人的體力都不一樣，當事人以為的快走，也有可能只被顯示「低強度」。

這時候，請在所及的範圍內提升速度，試著調整至機器顯示出「中強度」為止吧。

我們可以試著使用身體活動量計測器，並使身體去感受，就能知道屬於自己的「中強度」是什麼感覺了。

■60歲以下的人必須注意！

但是，希望大家注意的一點是，現在市售的身體活動量計測器，幾乎都以「中強度＝3 METs」為基準。

方才與各位說的中強度等級，主要因年齡、個體的不同而有體力的差

異，所以需要採用相對評價法。

六十歲以上高齡者的中強度大約是「3 METs」，所以不論是哪一間廠牌在使用上都沒有問題。但是對於年輕一點的世代來說，本來應該不是中強度等級的身體活動，卻有可能被身體活動量計測器計算成是中強度的運動。

因此，即使是顯示「中強度」，對大多數年輕世代的人來說卻可能是「低強度」，考量到這方面的問題，所以我們必須要掌握其中數值。

所以，我想推薦泰爾茂的產品給各位，該品牌的某些機種可以因應個人體力改變（設定）中強度的數值。

試著使用身體活動量計測器吧！

可以了解自己在一日之中
做了多少中強度的運動。

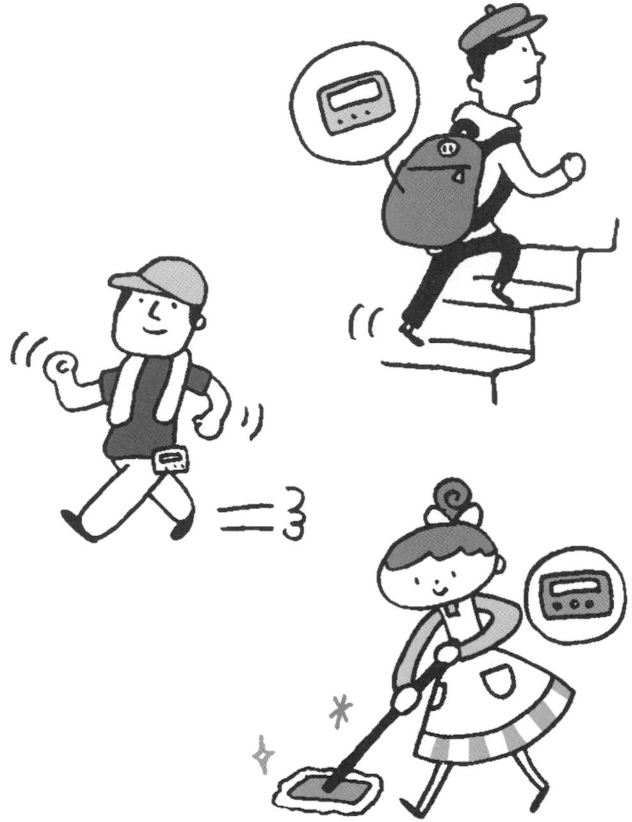

絕對會變健康的黃金法則

■步數與中強度活動的平衡非常重要

「日常生活中，身體活動的量（步數）與質（活動強度）的平衡非常重要」，不知道各位是否還記得我先前告訴大家的這句話。**無論一日的步數再多，只要缺少中強度的身體運動，就不能期待有維持或增進健康的效果。**

請看81頁的圖表。

這是以中之條研究為基礎，顯示出身體活動的量（每日大約的步數）與質（每日大約的中強度活動時間）的關係圖。

首先，圖中橫軸是每日大約的步數（年平均），縱軸是一日中實行的中強度活動時間（年平均）。

看圖可以發現，**沒有滿2000步的情況下，幾乎沒有中強度等級的身體活動**。屬於該部分的人，可以說是需要他人照顧、看護狀態，亦或是潛在患者。

健康的人，幾乎（九成）都會被分類在圖中的①～④，四個群組裡面。

①1日平均4000步／中強度的活動5分鐘（2000～5000步／不足7.5分鐘）

②1日平均6000步／中強度的活動10分鐘（5000～7000步／7.5～15分鐘）

③1日平均8000步／中強度的活動20分鐘（7000～9000步／15～25分鐘）

④1日平均1萬步／中強度的活動30分鐘（9000步以上／25分鐘以上）

越靠近①延伸至④線上的人，身體活動的量（步數）與質（中強度的活動時間）的平衡越好。

這些人做著最為自然的身體活動，也比較不容易感到疲勞。也就是說，他們在生活中並沒有強迫自己的身體。

平常的身體活動都做多久呢？

一般的人（不能自主的除外）有九成會分類至以下四個群組之中（旅館的老闆娘，或是運動選手等極端的例子不在這個範圍內）。想要健康長壽的人，首先請以③為目標，若不勉強的話請以④為目標。但是，若是體力較無自信的高齡者，以②為目標也沒有問題。

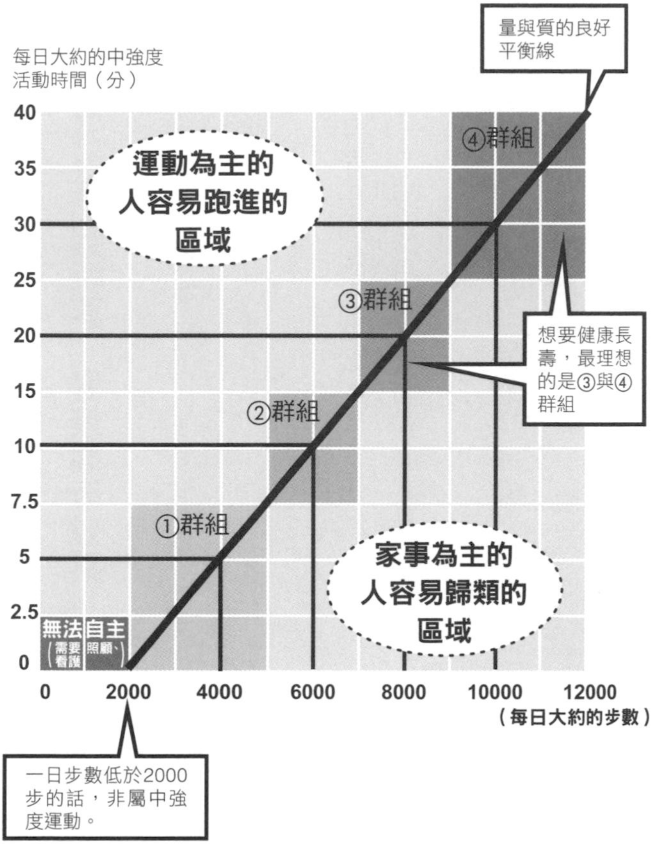

當中如果過著的生活是屬於群組③或④的話，就能一口氣提高健康且長壽的機率。

■缺乏平衡的話，只會感到疲累，毫無健康效果

相反地，剩下一成不在這四個組合中的人，缺乏「為保持健康的身體活動」中質與量的平衡。

例如，先前向各位介紹的旅館老闆娘A女士就是屬於這一成的人。走了一萬步以上，但因為幾乎沒有中強度的身體活動，所以會落在遠離①～④連結的線外。

我們可以從這張圖看出，A女士會生病事實上是因為運動的質與量缺乏平衡所致。

也就是說，**徒增步數，卻沒有顧及中強度的活動時間，只會感到疲**

累，不太有健康的效果。

相反地，也有少部分的人位在四個群組的連結線左上方。這類型的人，步數多且多屬於中強度的運動。

我們可以看出這個區間內的人多屬於常有機會做粗活等工作的男性。某種層面上我們可以認為，是因為有體力所以中強度身體活動的時間也多。

也就是說，相較於位在①～④連結的線右下的人，位在左上方的人會比較健康。

■「2000步」是健康與不健康的分水嶺？

請再看一次81頁的圖表。

一年平均一日不足2000步「無法自主」的情況，大致上都是足不出戶的狀態，也幾乎沒有中強度的活動時間。

到了平均4000步的話，也會增加出門的機會，所以中強度的活動時間平均為5分鐘。

然後，6000步的話中強度活動時間會延長至10分鐘，8000步為20分鐘，一萬步則延長至30分鐘。

在這邊我們可以說，**「單純地提升身體活動量（步數）的話，品質好的活動（中強度的活動時間）也容易增加。」**

還有另一件事情，包含非自主的五個群組之間，都有各2000步的差距，因此中強度的活動時間會出現5～10分鐘的差別。

事實上，這些差別與預防生病息息相關。我之後會詳細說明，請大家先記得「2000步」的差距，對健康有著重大的意義。

■我們不受基因的支配

在生活中有著平衡良好的中強度運動，可以帶來對健康好的結果。

大家都知道，糖尿病、高血壓、癌症等被稱為文明病的疾病，和與生俱來的基因有關係。

但是，我們也知道會罹患這些疾病，平常的生活習慣造成的影響，遠比基因大。

據說「基因」與「生活習慣」對發病的影響比例，是「一」比「三」左右。

另外，壽命受到生活習慣的影響，也是遠比基因來得多且深。

也就是說，**與生俱來的基因雖然會使身體生病，或是縮短性命，但是只要改善生活習慣，避免打開發病的開關，就可以健康又長壽**。

不曉得大家知不知道「長壽基因」這一名詞。

美國長年使用獼猴與白老鼠，進行有關壽命的研究。而從研究中得知，**存在著與壽命有關的基因**。

威斯康辛州國家靈長類動物研究中心，在2009年發表的研究成果中顯示，飲食量減少30%的獼猴，比按食慾餵食的獼猴還長壽。（※但是這個30%指的是，減少30%原本獼猴按照食慾進食量的卡路里。最近有很多老人家誤會這個訊息，吃了過多的粗食導致營養失衡，所以必須要多加注意。）

而且，與同年紀的猴子比較，飲食量被減少的猴子，毛髮更有光澤，皺紋也較少，可以說是年輕了許多。

根據近年來的研究，我們知道會有這種差異產生，是因為藉由減少餐飲量，可以打開「長壽基因（Sirtuins）」的開關。

我們也了解到，我們人類每一個人身上都存在著這種長壽基因。

因此，只要將長壽基因調整至「ON」狀態的話，每個人類都有可能可以長壽。

要打開長壽基因的開關，雖然減少30％飲食量是有效的方法，但是並不能證明此方法可以使人毫不生病地健康長壽。**減少飲食量雖然可以「長壽」，但不能保證「不會臥床不起，或是不會罹患失智症」**。

最近，瑞典卡羅林斯卡研究機構的研究中證實了，「適度的運動」也能打開長壽基因的開關。

適度的運動，正是本書在介紹的「代謝當量保健法」。然後我們也了解利用這個方法的人「不會生病」。

與其減少30％的飲食量，不如快樂地吃，然後藉由運動消耗卡路里，才能過著健康又高品質的生活。

我們從結論來說吧。

「請於現在的步數上，再增加2000步，並且持續二個月」，如此這般，你身體內的健康長壽開關便會覺醒。

就如同方才說的，在日常生活中增加2000步的話，掌握健康鑰匙的中強度運動時間，自然地也會增加5～10分鐘。

再進一步地說，**藉由「持續二個月，每日8000步，20分鐘的中強度身體活動」，就會遠離各種疑難雜症。**

關於這個理由為何，我會在下一章中詳細說明。

嘗試後的真實感受！
代謝當量保健法

只要稍微注意一下，就能成功減重六公斤！

四十多歲的男性 G 先生，在建築相關行業上班，主要的工作是在施工時引導指揮車輛。這樣的 G 先生在四十二歲的時候，沒有通過代謝症候群的健康檢查。確實 G 先生本人也有注意到自己凸出來的肚子，但竟然沒想到健康檢查會不合格。

抱有危機意識的 G 先生，在引導指揮車輛的時候，算準沒有來車的時機，在附近大步地繞圈圈。

至今為止 G 先生的工作一直都是站在定點，並不會來回走動。所以儘管他是在建設現場工作，也沒有中強度的身體活動，也就成為罹患代謝症候群的原因之一。

在建築工地努力走動之後，G 先生成功減了六公斤。外表也瘦了一圈。體重降低，血糖值與血壓當然也隨之減少。

結果在隔年的健康檢查中，沒有任何一個項目超出基準值。

第 3 章

守護您一生的健康
「8000步／20分鐘」

守護健康的黃金平衡「8000步／20分鐘」

■了解用一日的步數就能預防的疾病！

在前一章中，我告訴了各位「適度的身體活動，可以打開長壽基因的開關」，而在中之條研究之中，我們也發現**一日的步數與預防疾病有非常大的關係**。

93頁的圖表是，第2章說明的「身體活動的量（步數）與質（中強度的活動時間）之關係」的圖表上，再加上了與健康間的關係。

從這個圖表中，我們可以看見隨著步數的增加可以預防什麼樣的疾病。

首先，我們從最左下的群組開始看吧。

一年平均步數不到2000步的情況，因為是屬於足不出戶的狀態，所以除了步數少之外，也幾乎沒有中強度的運動。我們可以把這個群組看成是，抱有某些疾病，需要他人看護、照顧的「非自主群組」。

我們再看看①的群組吧。到了4000步的話，外出的機會變多，中強度的活動時間也變成5分鐘。

在中之條研究中，這個「一日4000步／中強度活動5分鐘」，使我們了解到了某個事實。

不足「4000步／中強度活動5分鐘」的情況，我們發現有足不出戶的傾向，也確認了當中有人患有憂鬱症的症狀。另一方面，「4000步／中強度活動5分鐘」以上的人之中，幾乎沒有發現罹患憂鬱症等精神疾病。

從這個事實中我們可以說，盡量走出家門，不要把自己關在家，就可以有效預防憂鬱症。

接著是②「6000步／中強度活動10分鐘」的群組。這個群組因為都走了6000步，所以我們可以認為屬於這個群組的人平常有少部分的時間外出，因此可以確保一定程度的生活品質。

對於②的群組中，幾乎沒有發現有失智症狀的人，身體活動比②群組

活動的質與量，決定預防的疾病

不足「4000 步／中強度活動 5 分鐘」的話，很可能會罹患各種疾病。

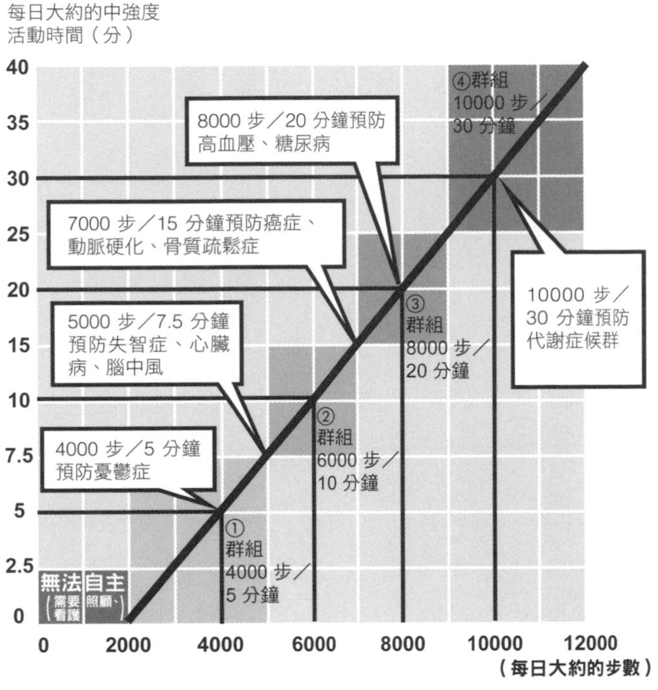

還少的群組中，罹患失智症的機率壓倒性地高出許多。

從這裡我們可以推敲出，身體活動的程度只要超過②群組的最低底線「5000步／中強度活動7.5分鐘」的話，就能夠預防失智症。

相同的方式往下看的話，可以知道例如「5000步／中強度活動7.5分鐘」預防心臟病、腦中風，「7000步／中強度活動15分鐘」預防骨質疏鬆症、動脈硬化，「8000步／中強度活動20分鐘」預防高血壓。（有關各種疾病的預防線，稍後會詳細說明）

也就是說，超過疾病預防線的話，預防疾病的效果就非常好，若是低於預防線，預防的效果將漸漸降低。

因此，**一日的身體活動與疾病的預防，有著很強烈的關係。**

■「8000步／20分鐘」可以預防大部份的疾病

那麼，為了維持健康，一日平均要多久的身體活動才理想呢？

先將答案告訴各位，**「一日8000步／中強度的活動20分鐘」能有效維持健康**。

我從中之條研究中得知，能做到「一日8000步／中強度的活動20分鐘」的話，就能預防下列十一種疾病與症狀。

①需照顧、看護
②憂鬱症
③骨質疏鬆症
④骨折
⑤高血壓
⑥糖尿病
⑦高脂血症

⑧心臟病（狹心症、心肌梗塞）
⑨腦中風（腦梗塞、腦出血、蜘蛛膜下腔出血）
⑩失智症（血管性失智症、阿茲海默症）
⑪癌症（結腸癌、直腸癌、肺癌、乳癌、子宮內膜癌）

這些疾病，大約佔了大約三分之二的日本醫療費用。也就是說，**藉由「一日8000步／中強度的活動20分鐘」的身體活動，就可以預防大部份我們可能會罹患的疾病。**

■效果達到「巔峰」，所以不需要太努力

似乎可以聽到有人會說「努力的話，不就可以預防更多的疾病了嗎？」事實上，走越多會越健康嗎？

當然，如果一日走8000步以上的話，會些微提升預防疾病的效果。我們也知道「一日8000～一萬步／中強度的活動20～30分鐘」的

身體活動，有預防代謝症候群的效果。

但是，上升的幅度，從統計學的觀點來看，並不是什麼有意義的數據。也就是說，「因為不想要生病，所以努力再努力」的運動，不太有意義。**不論是走8000步，還是走10000步，可以預防的疾病並不會相差多少**。

再加上，走12000步以上的話，即使可以減肥，但在數據上預防生病的效果已「完全」到達巔峰。

身體活動量超過12000步的話，別說是對健康有貢獻，累積過多的疲勞，將有可能會引發其他疾病。

「一日8000步／中強度的活動20分鐘」是維持與增進健康的最終指標。這是我從中做出的結論。

我先前告訴各位「於現在的步數上再增加2000步，並且持續二個月」以上，長壽基因會開始作用，而藉由持續二個月「一日８０００步／中強度的活動20分鐘」，則可以把健康長壽的開關調整至「ON」。

■最大限度地提升免疫力

「一日８０００步／中強度的活動20分鐘」的運動有多厲害？我們從別的方面來探討吧。事實上，**也有提升免疫力的效果**。

所謂免疫力，可以說是保護身體不受入侵體內的病毒、細菌、異物等攻擊的力量。

免疫力下降的話，會降低對病毒以及細菌等疾病根源的抵抗力，因而引發很多的疾病。

舉例來說，ＮＫ（自然殺手）細胞是個免疫機制代表性的存在。

ＮＫ細胞擔任著防止免疫不全、傳染病、自體免疫性疾病發生的角色，我們也知道它可以擊退處於萌芽狀態的癌細胞。

總而言之，我們可以說ＮＫ細胞是「掌握我們健康鑰匙的免疫機制」也不為過。

為了要讓如此可靠的ＮＫ細胞，可以最大限度地活躍，其中不可或缺的就是「一日８０００步／中強度的活動20分鐘」的身體活動。

會這麼說是因為，我們知道ＮＫ細胞會因為身體的活動而充滿活力。如果只是一次性的運動，只能使ＮＫ細胞擁有短暫的活力，但持續運動的話，ＮＫ細胞可以維持高度的活力，保護人體不生病。

但是，在這裡也必須要注意。

若是過於激烈的運動，會降低ＮＫ細胞的機能。

在這個層面上，維持「一日８０００步／中強度的活動20分鐘」的適度運動，才能強化免疫力。

■盡力讓您一生都能維持自立的生活

另外，「一日8000步／中強度的活動20分鐘」的活動量，扮演著重大的角色，它給予人體能夠持續走下去的體力。

步行機能中代表性的體力，像是肌力、平衡感、持久力等，在自主的生活裡不可或缺。

年紀越大，足部的肌力以及平衡感會越來越低，因此步行的速度也會變慢。

如此這般，往往會逃避活動身體或是走路，像是窩家裡看電視、下意識不出門，或是出門也以汽車代步，以及即使有力氣走樓梯也寧願選擇搭電梯等等。

很遺憾地，我必須說這是一個非常糟糕的循環。這**與自己選擇「遠離自主的生活」是一樣的意思**。

會這麼說是因為，我們在中之條研究之中，以攜帶身體活動量計測器的500人為對象進行調查，所獲得的結果。如果可以持續下列的身體活動，就能控制不讓體力降低。

●男性↓「一日8000步／中強度的活動20分鐘」
●女性↓「一日7000步／中強度的活動15分鐘」

若持續超過這個基準的身體活動，即使老了也可以維持肌力與步行的速度。

也就是說，**你的足部與腰部會變得很有力，無論幾歲也能一直走下去。**

走路，是支持生活品質的重要基本動作。

肌力衰退，難以走路↓討厭走路↓懶得出門↓走不了路↓肌力更加衰退↓生活無法自主……要切斷這個惡性循環，必須要在足腰部還有力的時候，養成走路的習慣。

越是重大的疾病，越應該用簡單的運動預防

■疾病是循序漸進的

105頁的圖表，整理了各身體活動（步數與中強度的活動時間）的等級，所能預防的疾病。

看了這張圖表的話，就不會再抱持疑問了吧！

我們可以看見，**越要預防症狀重大的疾病，身體的活動量越少；越要預防症狀輕微的疾病，身體的活動量越多**。

例如，有效預防高血糖需要「一日9000步／中強度的活動時間25分鐘」，但「一日8000步／中強度的活動時間20分鐘」就能預防高血糖惡化狀態的糖尿病。

或許有人會認為「要預防重大的疾病，增加身體的活動不是會比較好嗎？」

但是，疾病是循序漸進的。如果血壓不持續居高不下，不會引發高血壓。也不會跳過高血糖階段，直接引發糖尿病。

■罹患重大疾病之前的「預防」很重要

疾病的惡化，與隨著年齡增加而減少的身體活動量，有著密切的關係。會引發重大疾病，通常都與減少身體活動量的時間點有關，也就是說，在這個階段想要增加身體活動量，體力上來說是不可能的。

因此，人體被設定成若要預防越重大疾病，需要的身體活動等級越低。

比這更重要的是，**要在身體還有力氣活動的時候努力預防**。不要勉強自己的身體，能夠實踐「一日8000步／中強度的活動20分鐘」的話，就能確實預防各種疾病，也能夠延遲病發與疾病惡化的速度。

另外，即使因年紀的增加造成體力衰退，我也希望各位能夠維持在「一日5000步／中強度的活動時間7.5分鐘」這條線上。低於這條線的話，很容易罹患腦梗塞、腦出血、心肌梗塞等直接影響生死的疾病。

每日大約的身體活動與能夠預防的疾病對應表

少量的身體活動，能預防嚴重的疾病。
按部就班開始是非常重要的。

步數	中強度的活動時間	能預防的疾病
2000 步	0 分鐘	臥病不起
4000 步	5 分鐘	憂鬱症
5000 步	7.5 分鐘	需照顧與看護、 失智症、 心臟病、 腦中風
7000 步	15 分鐘	癌症、 動脈硬化、 骨質疏鬆症、 骨折
7500 步	17.5 分鐘	肌少症、 體力衰弱（特別是在 75 歲以上的人，下肢肌力與步行速度。）
8000 步	20 分鐘	高血壓、 糖尿病、 高血脂症、 代謝症候群 （75 歲以上的情況）
9000 步	25 分鐘	高血壓（血壓正常高值）、 高血糖
1 萬步	30 分鐘	代謝症候群 （75 歲以下的情況）
1 萬 2000 步	40 分鐘	肥胖症

運動超過 1 萬 2000 步（之中的中強度活動時間 40 分鐘）的話，不僅是毫無意義，甚至會危害健康。

預防日本人三大死因的疾病與風險

■疾病不是要「治癒」而是要「不罹患」

從現在開始我們來看，用「代謝當量保健法」能夠預防的十種疾病及症狀，所需要的身體活動量吧。

在此之前，有件事情需要再重述一次。

那就是希望各位可以拋棄「治癒疾病」這個想法。當然，這並不是要各位「因病而苦」的意思。

生病的話，不只要花費龐大的醫療費用，也有可能會出現需要仰賴藥物的情況。而我希望各位的目標不是以生病為前提，而是**盡量靠自身的力量「預防」**。

我受到中之條居民的幫助，無論如何也想運用從中獲得的成果。因為極力讓身體「不生病」並非不可能。

請各位務必去實踐。

■預防「憂鬱症」

涵蓋日本人所有年齡層的憂鬱症患者，近年來急劇增加，2100年推測約有95萬8000位的患者。（2011年厚生勞動省「疾患調查」）

特別是高齡者，他們會因為生病或是體力不支造成足腰部衰弱，減少外出走路的機會，因此往往容易窩在家中，罹患憂鬱症的風險也很高。

根據中之條的研究指出，活動量超過「一日4000～5000步／中強度的活動5～7.5分鐘」的人之中，幾乎沒有發現有罹患憂鬱症的跡象。

另一方面，研究結果也顯示，有憂鬱症症狀的人佔所有調查對象的4.3％，而幾乎所有患者的活動量都在「一日4000～5000步／中強度的活動5～7.5分鐘」以下。

也就是說，只需稍微外出活動就達成「一日4000步／中強度的活動5分鐘」，也能因此預防罹患憂鬱症。首先從外出開始吧！

預防憂鬱症的活動目標

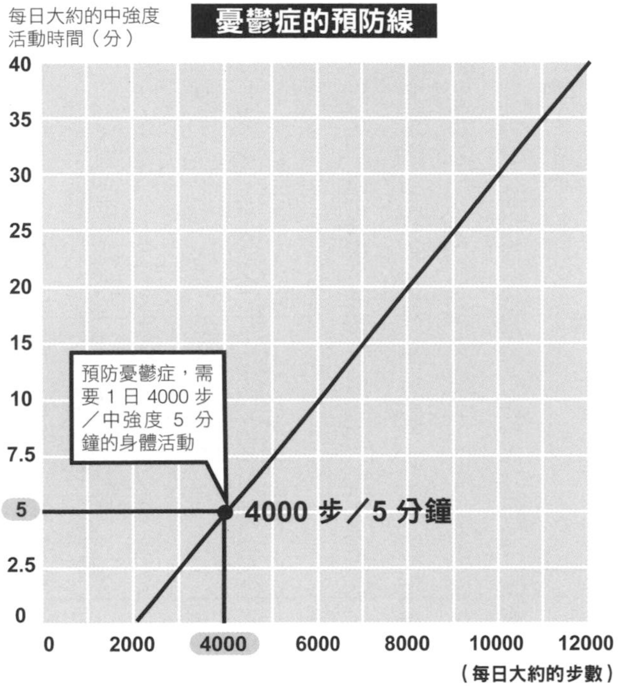

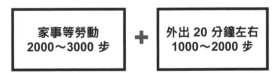

大致的活動目標

家事等勞動 2000～3000 步	＋	外出 20 分鐘左右 1000～2000 步

■預防「失智症」

包含老人癡呆在內的失智症，也是近年來患者逐年增加的疾病。

事實上，伴隨著高齡化社會的演進，高齡失智症患者的增加更為嚴重。

因為很難判定什麼樣的程度是失智症，所以很多人沒有自覺。據說若所有高齡者都讓醫生仔細診斷的話，高齡者（六十五歲以上）每四人就有一人罹患失智症。

今天或許可以過得很安穩，但明天說不定就會發生在自己身上。

造成失智症的原因百百種，運動不足確實也是其中一種重要的因素。

要預防失智症，大概至少要「一日5000步／中強度活動7.5分鐘」，如果身體狀況允許的話，希望各位把目標放在「一日7000步／中強度活動15分鐘」。

預防失智症的活動目標

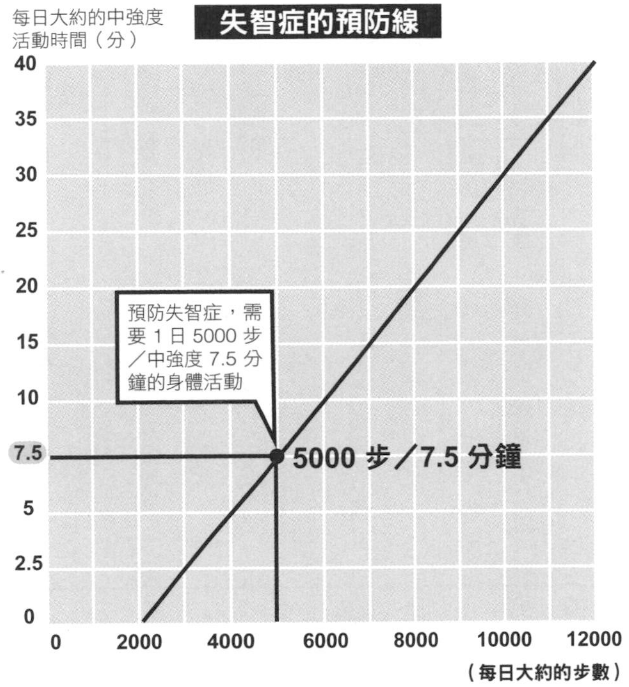
失智症的預防線
每日大約的中強度
活動時間（分）
40
35
30
25
20
15
10
7.5
5
2.5
0
0
2000
4000
6000
8000
10000
12000
（每日大約的步數）
預防失智症，需要 1 日 5000 步／中強度 7.5 分鐘的身體活動
5000 步／7.5 分鐘

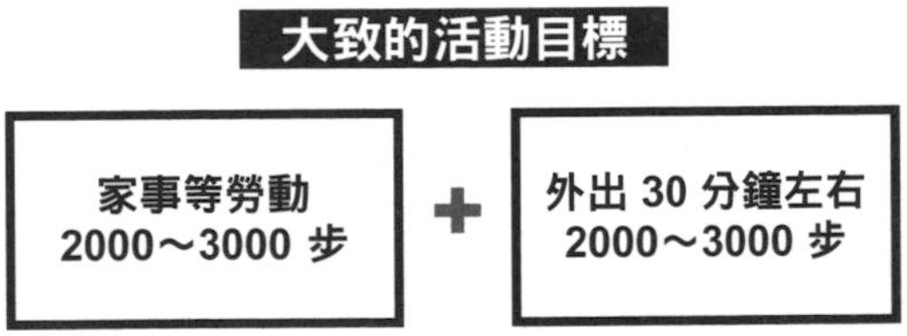
大致的活動目標
家事等勞動
2000～3000 步
外出 30 分鐘左右
2000～3000 步

■預防「心臟病」

心肌梗塞等代表性的心臟病，是佔日本人死因第二名的循環系統疾病。

心肌梗塞與狹心症發病的原因，除了個人體質之外，運動不足、飲食過多、偏食等生活習慣的累積也是其中之一。

要預防心臟病，首先必須要防止心臟病的前兆，也就是動脈硬化的發生。

要預防動脈硬化，雖然一定要改善飲食，但肥胖也是原因之一，所以持續運動，防止肥胖發生就顯得非常重要。

在中之條的研究中顯示，在「一日5000～7500步／中強度活動7.5～15分鐘」的群組裡，罹患心臟病的比率相對減少許多。

想要預防心臟病，就試著至少維持「一日5000步／中強度活動7.5分鐘」的身體活動吧！

預防心臟病的活動目標

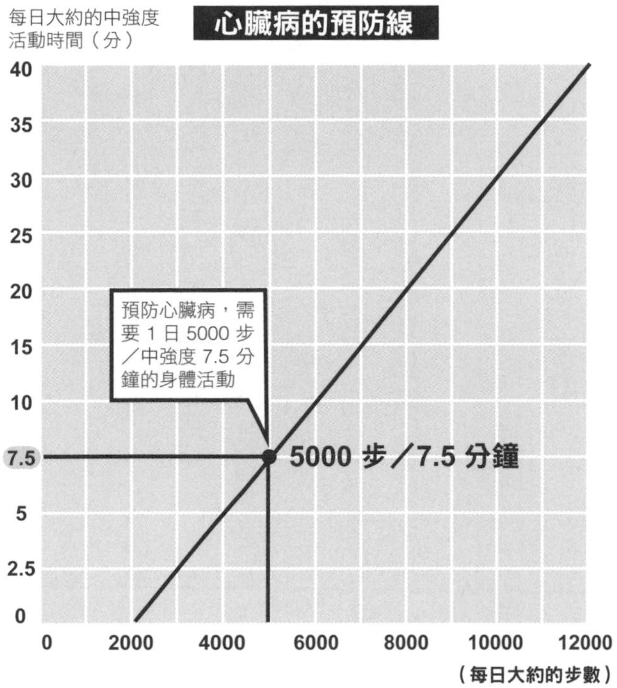

大致的活動目標

家事等勞動 2000～3000 步	＋	外出 30 分鐘左右 2000～3000 步

■預防「腦中風」

腦中風（腦梗塞、腦出血、蜘蛛膜下腔出血）與心臟病相同，是屬於循環系統的疾病。

因腦內血管阻塞，或是破掉，沒辦法傳送養分給其他細胞，造成細胞壞死，最糟糕的情況有可能會迎來死亡。

從以前開始日本腦中風的患者就很多，在1951年到1980年間，是日本人死因的第一名。雖然現在降至第三名，但這只是因為醫療技術的進步，降低死亡的機率罷了。癒後惡化的情況也很多，也有很多人受苦於身體的癱瘓。根據厚生勞動省的資料顯示，腦中風的總患者數量有123萬人。

要防止腦中風發生，首先要注意高血壓。要預防高血壓，就必須要減少鹽分攝取，以及保持適度的運動。

為了預防腦中風發生，首先我提醒自己要每日外出30分鐘左右吧！

預防腦中風的活動目標

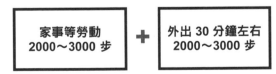

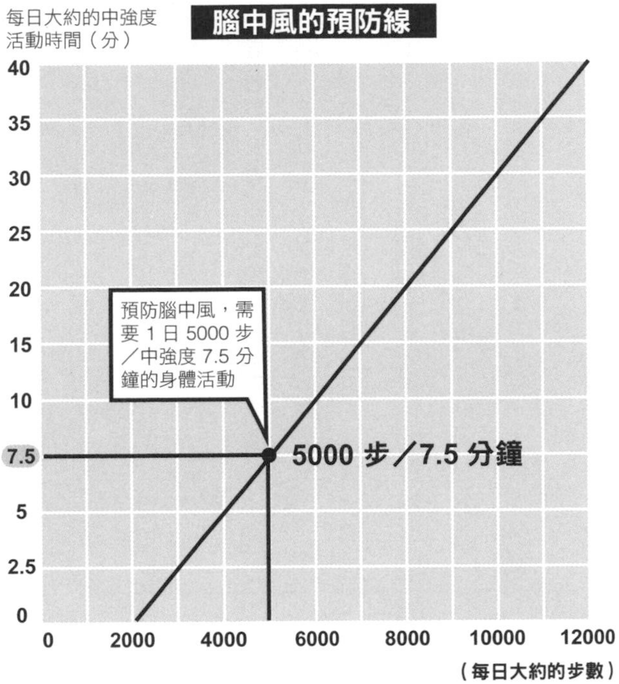

大致的活動目標

家事等勞動 2000～3000 步	＋	外出 30 分鐘左右 2000～3000 步

■預防「癌症」

日本人死因第一名的癌症，據說是累積了生活習慣等各種因素引發的疾病。而其中一個因素就是運動不足。

癌症之中，與運動不足最有關係的，就屬結腸癌、直腸癌、肺癌、乳癌、子宮內膜癌五種。

根據美國國家癌症研究所的研究表示，運動可以降低結腸癌40～50％的危險，以及乳癌30～40％的罹患程度。

另外，有學者提出引發癌症的其中一個原因，是活性氧類造成基因受傷，而定期的運動可以減弱活性氧類的攻擊，提高修復基因的作用。

「一日7000步／中強度的活動15分鐘」的身體活動可以有效預防癌症發生。讓我們用運動來對抗日本人最大的敵人——癌症吧！

預防癌症的活動目標

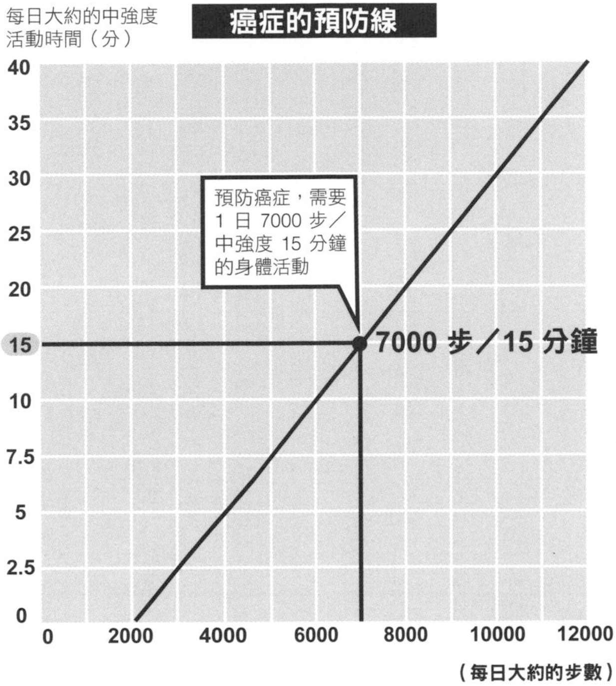

大致的活動目標

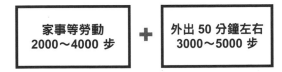

家事等勞動 2000～4000 步 ＋ 外出 50 分鐘左右 3000～5000 步

■預防「動脈硬化」

動脈壁變硬，失去彈力與柔軟的狀態，稱為動脈硬化。結果則是產生血管阻塞、破裂等風險。

抽煙、惡性膽固醇（LDL）、高血壓、肥胖、運動不足等因素的累加，往往就是動脈硬化發病的原因。

在中之條研究中，我們調查了動脈硬化惡化的程度，發現「一日7000步／中強度的活動時間15分鐘」是一個很明顯的分水嶺。身體活動維持「一日7000步／中強度的活動時間15分鐘」以上的人，相較於不足的人，較無動脈變硬的跡象。

動脈硬化雖然會隨著年齡惡化，但採取中強度的運動，可以減少造成動脈硬化原因之一的惡性膽固醇，也可以減緩動脈硬化的惡化速度。

預防動脈硬化的活動目標

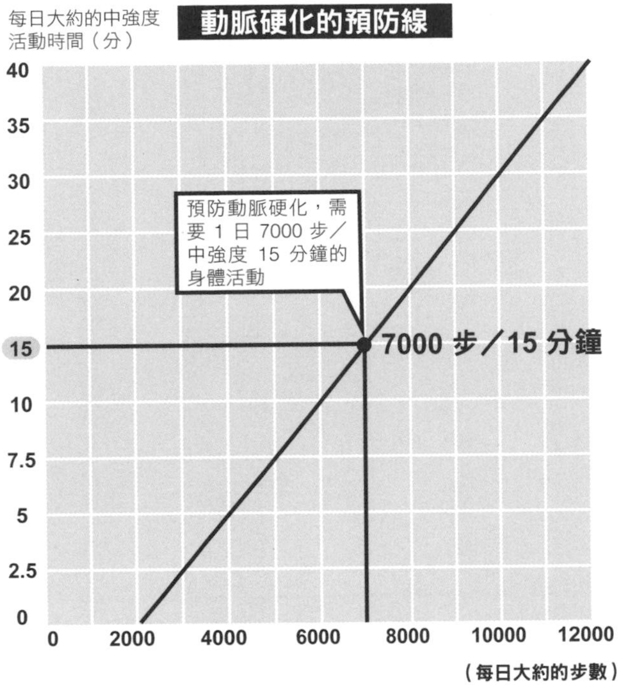

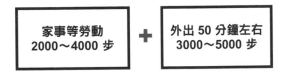

大致的活動目標

家事等勞動 2000～4000 步	＋	外出 50 分鐘左右 3000～5000 步

■預防「骨質疏鬆症」

骨質疏鬆症是一種骨頭上開了很多小洞，因而降低骨質密度的疾病。發病的原因除了太陽光不足缺乏維生素D之外，運動不足也是其中一個原因。

根據中之條研究表示，身體活動維持「一日7000步／中強度活動15分鐘」以上的人之中，患有骨質疏鬆症病徵的微乎其微。

也就是說，若想要預防骨質疏鬆症，只要做到「一日7000步／中強度活動15分鐘」以上的身體活動就可以了。

另外，研究結果也指出不足一日7000步的人，其骨折的風險比9000步以上的人高了5～8倍，快走不足15分鐘的人，也比25分鐘以上的人高了3～4倍左右。

要防止骨質疏鬆症的重點，就是每日要走路15分鐘左右，並且要曬曬太陽。

為確保骨頭的健康，邊吸收外面的空氣，邊做代謝當量健走吧！

預防骨質疏鬆症的活動目標

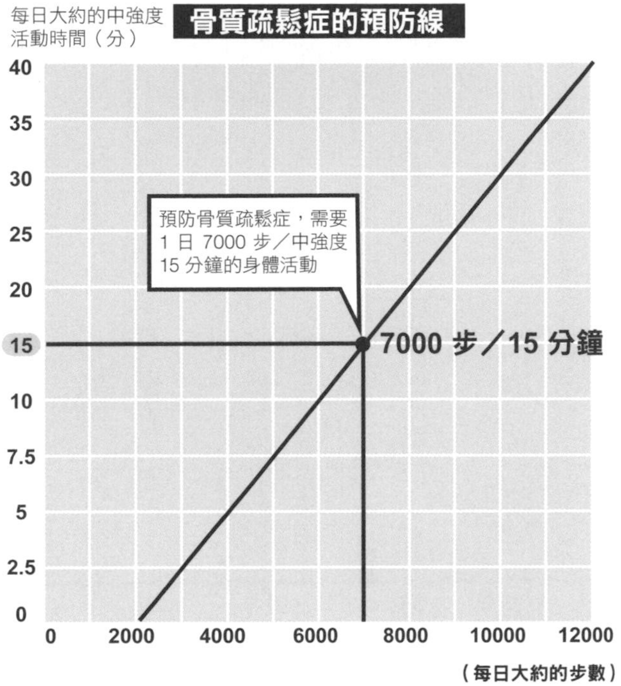

大致的活動目標

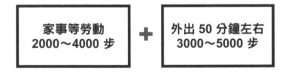

家事等勞動 2000～4000 步	＋	外出 50 分鐘左右 3000～5000 步

■預防「高血壓」

高血壓，可以說是血壓值上下同時持續升高的狀態。放著不管的話，將會招來動脈硬化、腦中風、心臟病，或是腎臟病等結果。越來越多人隨著年紀的增長罹患高血壓，而據說大多數的老年人都有高血壓纏身。

儘管如此，當中也只有二分之一左右的人會去看醫生。像這樣「隱藏高血壓」的人很多都還會罹患更加嚴重的疾病。

在中之條町，我們也發現了很多患有高血壓的居民。就連保持著「一日5000～7000步／中強度活動7.5～15分鐘」運動的人，也有24％罹患高血壓。

「我或許也有高血壓」，或是「不運動的話或許會有高血壓」，是否抱持著這種危機意識顯得非常重要。

要預防高血壓，就提醒自己要「一日8000步／中強度的活動20分鐘」吧！

預防高血壓的活動目標

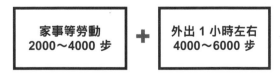

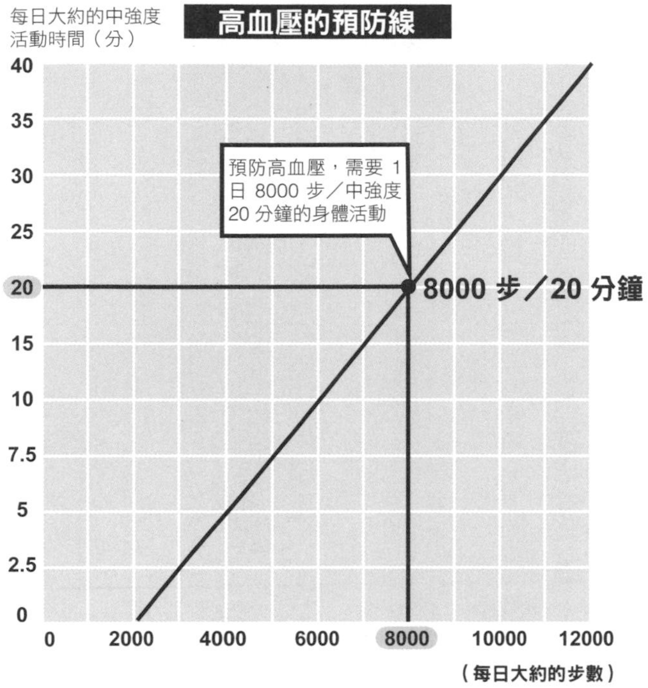

大致的活動目標

家事等勞動
2000～4000 步

＋

外出 1 小時左右
4000～6000 步

■預防「糖尿病」

糖尿病，也可以說是一種血管病變。持續高血糖值的狀態，血管會受傷，進而引起各種會造成日常生活不便的併發症，像是糖尿病視網膜病變（眼睛會逐漸看不見）、糖尿病腎病變（無法正常排尿）、糖尿病神經病變（引起知覺神經與自律神經的錯亂）、動脈硬化等等。

根據2012年厚生勞動省的「國民健康之營養調查」推測表示，日本全國有2050萬人有罹患糖尿病的疑慮。而且，據說這當中有四成幾乎不曾接受過治療。

要預防糖尿病，我建議把目標放在「一日8000步／中強度活動20分鐘」。

透過中之條研究，我看見了很多改善症狀的例子，像是高血糖值的人開始一日8000步的運動之後，血糖值完全降下來等等。藉由運動，胰島素會有效作用，確實降低血糖值。

預防糖尿病的活動目標

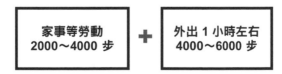

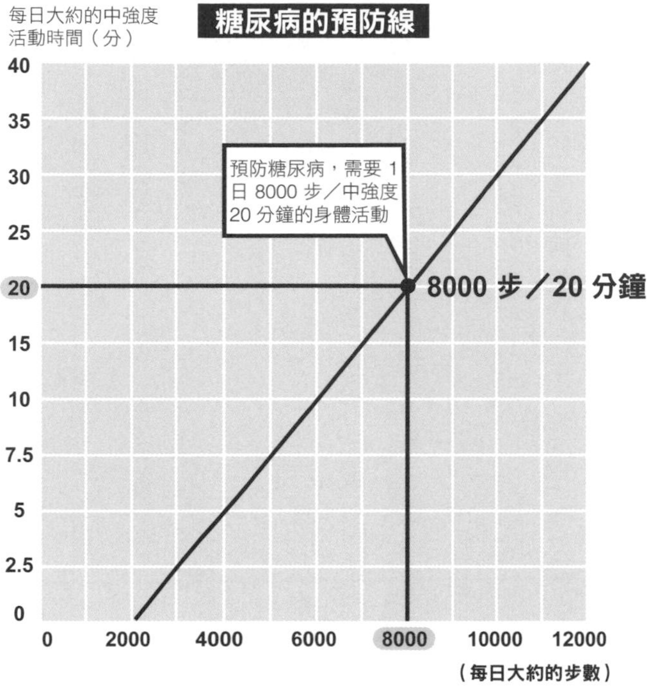

大致的活動目標

家事等勞動
2000～4000 步

＋

外出 1 小時左右
4000～6000 步

■預防「代謝症候群」

內臟脂肪型肥胖，再併發高血糖、高血壓、高血脂症其中二種疾病，就會被診斷為代謝症候群，也可稱作「每太飽」。（代謝症候群Metabolic Syndrome日文簡稱Metabo，音似「每太飽」）

如果就這樣不管的話，將可能引發動脈硬化、心肌梗塞、腦中風、糖尿病等真正的慢性病。

根據厚生勞動省所言，四〇～七十四歲的男性四人中有一人，女性五人中則有一人極可能罹患代謝症候群，或可以說是潛在份子。

依照中之條研究的結果，身體活動維持「一日一萬步／中強度活動30分鐘」以上的人之中，幾乎沒有人患有代謝症候群。但是這是七十五歲以下的資料。若把範圍限定在七十五以上歲的話，身體活動維持「一日8000步／中強度活動20分鐘」以上的人，就幾乎沒人患有代謝症候群了。

如果很在意自己會不會得代謝症候群的人，就請配合自己的年齡，調整自我的身體活動量吧！

預防代謝症候群的活動目標

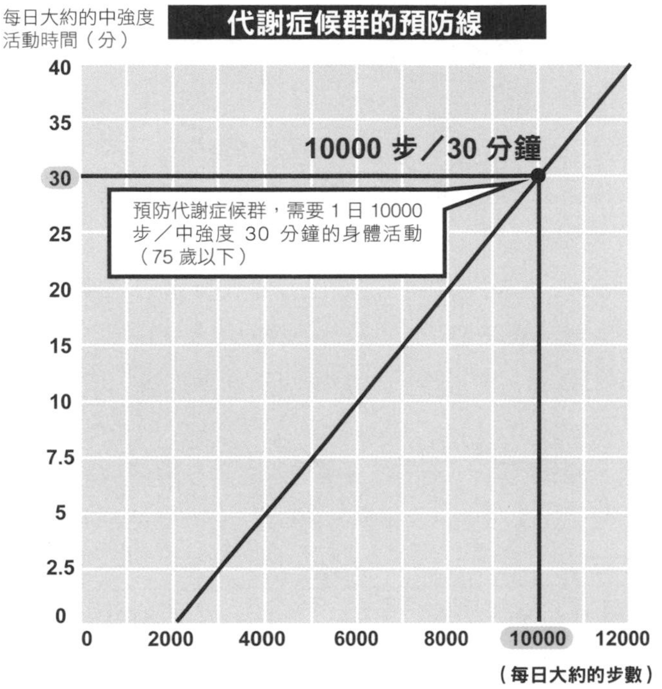

大致的活動目標

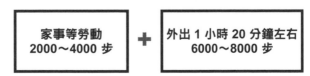

家事等勞動 2000～4000 步	＋	外出 1 小時 20 分鐘左右 6000～8000 步

嘗試後的真實感受！
代謝當量保健法

主要以車輛代步，卻能解決肥胖症！

男性 K 先生，是名卡車司機。工作地點在日本北方，工作是運送食品北到青森，南至鹿兒島。K 先生過著時常徹夜開車，在休息站打盹的生活模式。

而 K 先生最大的苦惱就是運動不足。這也是無可奈何的，除了堆放貨物之外，大部份的時間都是在開車。因為沒有活動到身體，所以有肥胖的傾向，血糖值與血壓值都很高。

這不僅僅只有 K 先生是這種情況，大多數的卡車司機都處於這種環境之中，也都苦惱於運動不足與肥胖等問題。

我建議 K 先生可以在休息區走走路。我向他說他可以把卡車停在離廁所最遠的停車格，然後用中強度的健走前去上廁所。在打盹之後，適度的運動也能刺激交感神經，使身體擺脫睡意。

K 先生每次打盹的時候，都持續這樣的運動，結果成功的減重五公斤，血糖值與血壓也都恢復到正常值。

第4章

預防疑難雜症奇蹟的「代謝當量健走」

達到8000步的目標
其實很容易

■在日常的生活中，就能達成一半的目標！

閱讀至此的讀者，我想你們應該已經十分理解代謝當量保健法的精髓，也就是「一日8000步／中強度活動20分鐘」的效果了吧。

即便是那些我們平常視若蛇蠍的疾病，也可以藉由實踐這個保健法來遠離它。

「好吧，來做吧！」，有些人對此已經是幹勁十足，而在實踐的時候，請務必要攜帶身體活動量計測器。各位在之後一定會發現這是一件輕鬆而簡單的事情。

另一方面，或許也有些人抱持著下述的疑慮吧。

「沒辦法長久持續做運動」
「因為我是家庭主婦，不做家事不行」
「我的工作要常常坐在辦公室」

聽到「一日8000步／中強度活動20分鐘」，或許有人會認為這很辛苦。但是，各位並不一定非得要從事屬於運動的「健走」才行。於日常生活當中，諸如：家事、通勤、工作等等的時間裡，應該也能完成相當程度的步數才對。

舉例來說，在從事煮飯、洗滌、打掃、倒垃圾等等家事的時候，也可以走到2000～4000步。

另外，工作時拜訪客戶、走路到最近的車站，也能很快就完成1000步的步數。

從事農業、土木相關的工作，亦或是在外跑業務的話，光是這樣就可能走將近8000步左右。

也就是說，過著往常的生活，至少就能達到目標一半程度的步數。

例如，若平常做家事走3000步，那麼距離目標8000步就只剩下5000步。

出門購物一小時，或是去看醫生的話，要走到５０００步並不會很困難。大致粗估「外出一小時」約可走到４０００～６０００步。

因此「家事」＋「外出」的組合就非常可能達到一日８０００步的目標。

■僅需要留意「上下動」

但是，有件事情不能忘記。

８０００步之中，若沒有20分鐘左右的中強度運動，就不太能夠維持與增進健康，以及預防疾病。

擦地板、與愛犬散步、園藝雖然都是屬於中強度的活動，但是大多數的家事或是雜事還是低強度居多。所以說，只是洗碗盤或是晾衣服的話，雖然走了４０００步，但屬於中強度的活動時間最多也只有5分鐘吧。

考量到要確保20分鐘的中強度活動時間，必須要在「外出一小時左右」時，時時刻刻提醒自己要做代謝當量健走（快走）。

藉由「外出一小時左右」，走4000～6000步的話，通常都包含大約15～20分鐘左右的快走（中強度的身體活動）。

覺得如何呢？

有沒有覺得「8000步／20分鐘」的難度降低了呢？

雖然方法與目的有很多種，但是**結果只要能讓身體有中強度等級的活動就沒問題了**。

若有喜歡的運動，光是做該運動就可以很快達到「8000步／20分鐘」。

與家人或朋友出門旅行，或是參加茶會、文化活動，或是團康活動也是不錯的選擇呢！

一日達成「8000 步／20 分鐘」的訣竅

一日走 8000 步的話，中強度的運動大概是 20 分鐘，但若是覺得「今天好像走得太悠閒了」的時候，可以下點功夫增加中強度的運動，像是「用快走去稍微遠一點的超市」，或是「放棄坐電梯，改走樓梯上下樓」等等。

例① 家庭主婦的情況

家事（打掃、洗滌等等）的勞動
走 2000～4000 步
（※包含 5 分鐘的中強度運動）

＋

外出 1 小時左右（購物等等）
走 4000～6000 步
（※包含15～20分鐘的中強度運動）

例② 商務人士的情況

往返 2 小時左右的通勤
走 4000～5000 步
基本上搭乘電車時採取站姿

＋

30 分鐘左右的健走（利用午休時間等）
走 3000～4000 步
試著走去較遠的定食屋。或是自帶便當有多餘時間健走。

例③ 退休人士的情況

40 分鐘左右的散步（與愛犬散步等等）
走 3000～5000 步

＋

家庭菜園、園藝等等
走 3000～5000 步

■將普通的健走改成代謝當量健走的重點

要實行「代謝當量健走」的時機非常簡單，只要提醒自己下述的二點就OK了。

重點1 提升比以往快的走路速度

重點2 提升比以往多10公分的步伐。

只要提醒自己這兩點，自然地就會抬頭挺胸，擺動雙手，做起中強度運動了。

另外，抬起腳尖用腳跟著地，也能防止跌倒。

特別是年紀越大，走路的姿勢會越不正確，擺好姿勢，抬頭挺胸地大步向前走吧！

只需 2 個重點就能做到「代謝當量健走」

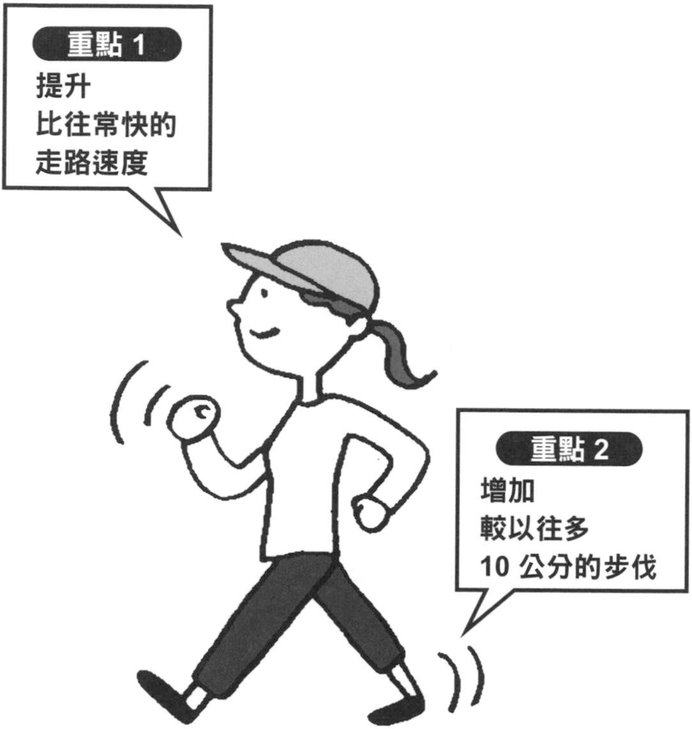
重點 1
提升
比往常快的
走路速度
重點 2
增加
較以往多
10 公分的步伐

■實際測量「8000步／20分鐘」家庭主婦M女士的情況

家庭主婦M女士，今年已經迎來四十五歲的年紀。丈夫正值壯年期，有兩個小孩，分別是高中生與國中生。最近她與丈夫都有同一個煩惱，也就是高血壓。

讓我們來回顧一下M女士標準的一日行程吧。

- ●早上六點起床
- ●做早餐給早上要上班的丈夫，以及要上學的小孩吃
- ●送三人出門之後，吃早餐，接著洗碗盤。
- ●中午以前晾衣服
- ●中餐。洗碗盤
- ●用吸塵器打掃客廳。
- ●邊吃點心，邊看事先錄好的電視節目DVD
- ●收衣服

●開車載小孩去上補習班，順路買晚餐的食材
●準備完晚餐之後，去補習班接小孩回家
●與回到家的丈夫、小孩一起吃晚餐，用餐後洗碗盤
●洗澡
●晚上十二點左右就寢

各位覺得如何呢？若是家庭主婦的話，這可說是再正常不過的生活模式了吧。家庭主婦們除了要做家事之外，還要照顧小孩，十分辛苦。

事實上，我們請這位M女士攜帶身體活動量計測器，偵測這樣的生活每天大約會有多少步數以及中強度活動。出來的結果是，「5000步／中強度的活動10分鐘」。

這樣的話，還遠遠搆不上「8000步／20分鐘」的程度。

因此，我給她下述建議。

● **用吸塵器打掃客廳** ↑再加上以抹布擦地板

● **邊吃點心，邊看事先錄好的DVD** ↑偶爾也到百貨公司逛逛街。

● **開車載小孩去上補習班，順路去買晚餐的食材** ↑步行前往較遠的超市買東西。只有重量較重的東西在附近的超市購買。

下午的時間比較充裕，所以我建議她要不要在這個時間先把該買的東西買完，順便轉換一下心情。

同時我也建議住在郊區的M女士前往市區逛街，是因為有資料證實，距離自家40公里以內的移動距離，活動量會有比例性的增加。

例如，從東京的郊區搭電車前往市中心的百貨公司，光是這樣就有相當程度的活動量。（但是必須要注意，如果移動距離超過40公里的話，光是移動就可能會花上一整天。）

結果，在半年後遇到M女士時，我嚇了一大下。她成功減去6公斤的體重，腰圍也少了5公分的M女士，看起來纖細了許多，感覺上與半年前大相逕庭。她的血壓值落在正常範圍，臉色更是精力充沛。

身體活動量計測器的螢幕顯示著「9000步／中強度活動25分鐘」，看來她似乎非常努力。

首先，M女士說自從用抹布擦拭地板，家裡更加乾淨，也得到丈夫的稱讚。心情變好之後，其他房間的地板也都順便一起擦拭了。

另外，她說步行前往幾間超市，可以買到更便宜的商品，這對節約更有幫助。而且也能常常買到不一樣的食材，料理菜色變得更具變化，家人都非常開心。

而且丈夫也送了她之前逛街時候十分中意的一雙鞋，做為她持家有功的獎勵

M女士的情況，用「代謝當量保健法」不只獲得了美麗又健康的身體，也得到了好幾個額外的好結果，可以說是相當成功。

像這樣個別在「家事」與「外出」中「下點功夫」，家庭主婦不需要

特別做什麼運動，也可以很簡單地達成「一日8000步／中強度活動20分鐘」的目標。

在本書中，最重視於「日常生活中，實現健康的人生」一事。

當然囉，若是那些在時間上比較充裕，或是喜愛運動的人，在日常生活中多做運動也沒有問題。

總而言之，最終的目標只要達成「一日8000步／中強度活動20分鐘」就可以了。

■在工作中加入「中強度的運動」

正值壯年期的商務人士之中，或許有人「工作很忙，光是往返家裡跟公司一天就結束了」。

確實我也認為，要在平日挪出散步的時間非常困難。

但是，若是往返職場與家裡的話，稍微下點功夫就能實現「8000

步／20分鐘」。

走路的時候，提醒自己要「反抗老化」吧！

舉例來說，某個五十多歲的上班族，平常都是從距離家裡最近的車站搭電車前往十站距離遠的公司上班。而公司距離車站也不遠，因此這位上班族每天養成習慣，在上班前與下班後走到下一個車站才搭車。走一個車站的距離，大約會花上20分鐘左右的時間，如此一來光是通勤就能確保40分鐘（約4000步）的運動了。

在外跑業務較多的人，在移動的時候盡可能走較長的距離，就很容易達到8000步的運動量。

但是，外出工作機會少，幾乎都是在辦公室工作的情況下，可以活動身體的機會也很少吧？

在這樣的環境下，要達成「8000步／20分鐘」的目標，可以考慮下述方法。

●在公司內移動的時候，改走樓梯上下樓
●不用內線電話，直接口頭告知
●不要一直坐著，若有事情要做，提醒自己盡量動起來
●通勤改以步行或是騎腳踏車。

午休時間若是要外出用餐，在時間允許的範圍內，請不要在公司附近用餐，選擇前往較遠的場所用餐也是一種方法。

這些方法都會被職場環境左右，所以請各位試著設法從事適合自身情況，且有效的運動吧。

除此之外，在通勤途中或是工作中走路的時候，也時時提醒自己使用「代謝當量健走」移動吧。

■實際測量「8000步／20分鐘」 商務人士F先生的情況

在此，我請到了F先生登場。

忙碌的商務人士也能達成的 7 個秘訣

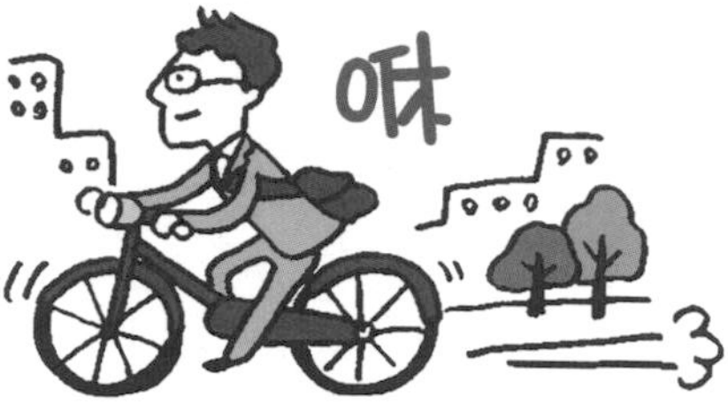

① 提醒自己在通勤中做「代謝當量健走」

② 在電車中保持站姿

③ 移動的時候使用樓梯

④ 試著走去遠一點的地方吃飯

⑤ 在前一站下車，「快走」至公司

⑥ 徒步或是騎腳踏車通勤

⑦ 平日時無法達成也不要失望。
以假日再做彌補的心態繼續加油

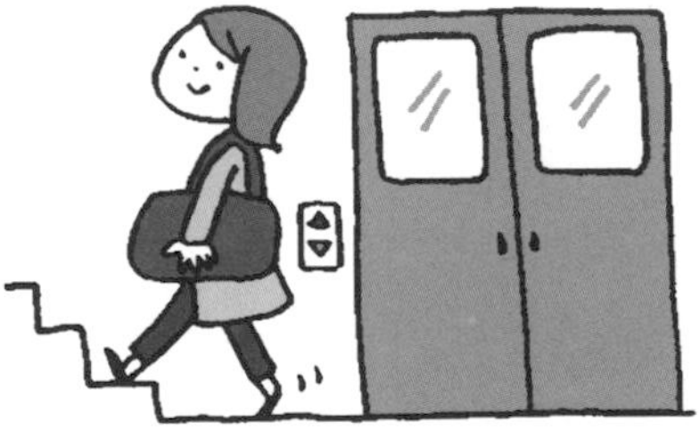

在營業部門上班的F先生，今年已經五十歲了。或許是因為擔任部長職位的關係，最近都沒有在外跑業務，大多留在公司內開會或是處理文書工作等。

F先生人很好相處，也很愛吃吃喝喝，而他最近很怕自己得代謝症候群。健康檢查的結果更顯示其中有幾個項目需要再做進一步的精密檢查。

F先生的父親是因糖尿病離世，所以他也有些擔心自己的健康狀況。

我們來看看，F先生一天都做了哪些事情吧！

- **早上六點起床**
- **吃早餐，換衣服，接著出門**
- **騎五分鐘腳踏車到車站，搭單程四〇分鐘的電車通勤。因為不想站著，所以一開始就坐著**
- **為趕走睡意，通勤的途中買了咖啡拿鐵**
- **中午以前都在開會**
- **中餐**

- **下午前半段也是會議，後半段主要是文書類工作**
- **花四〇分鐘坐電車回家。一直站立直到有位子坐。下電車之後騎腳踏車回家。**
- **晚餐**
- **洗澡**
- **洗完澡後喝啤酒**
- **晚上十二點左右就寢**

順帶一提，F先生假日的時候在家看足球比賽，整天無所事事。為了看國外足球賽事現場直播而熬夜，聽他說熬夜的時候都在喝啤酒，肚子餓的時候就吃泡麵。因為工作都是坐在辦公室，很容易運動量不足。那時每天也只有「一日4500步／中強度活動5分鐘」左右的運動量，F先生也擔心自己會得糖尿病。

因為F先生的日常生活中，有些可以改善的地方，所以我向他如此建議。

●騎五分鐘腳踏車到車站，搭單程四〇分鐘的電車通勤。因為不想站著，所以一開始就坐著 ↑雖然會花15分鐘，請用代謝當量健走去車站。然後坐電車時保持站姿。

●花四〇分鐘坐電車回家。一直站立直到有位子坐 ↑回程的時候也請不要坐在位子上，用代謝當量健走走回家。

另外我還向他建議「不要使用電梯，改用樓梯上下樓」、「去比較遠的地方吃飯」等等。而且我也建議他平日沒有運動到的份，假日也不要都不運動。

●休假日也可以走去足球場看看比賽。

一開始F先生體重太重，沒什麼太大興趣，後來習慣之後，身體狀況也漸漸好轉。

而且在假日活動的時候，也發生了好事情。因為足球場不是每次都會舉辦比賽，F先生也會用代謝當量健走去鄰近城市的球場，看兒子的室內足球比賽。

指導的教練，很湊巧是F先生以前的同學。閒話家常之後，教練推薦他加入長青隊。

F先生覺得「再這樣下去身體沒有辦法跑起來」，於是下定決心要改善此情形。

從那時候起，F先生要去哪裡都會用走的，而且在聽聞現在很流行騎腳踏車通勤之後，他也添購了高速腳踏車，偶爾還會騎腳踏車去公司上班。

令人驚訝地，他在七個月之後瘦了10公斤。健康檢查的的結果也十分亮眼，全項目均顯示為正常。這時候他的身體活動量計測器也顯示為「8000步／25分鐘」，也就是健康的代表數值。也因為他的興趣是與長青同好一起踢室內足球，所以不至於造成運動傷害，假日更能好好享受踢球的樂趣。

現在他唯一的煩惱就是，以前的褲子腰圍太大，已經沒辦法穿了。

■60歲以上的人，請先以「5000步／7.5分鐘」為目標吧！

我之前已經告訴大家「一日8000步／中強度活動20分鐘」可以打開長壽基因的開關，就如同我反覆提到的那樣，達成這個目標絕非難事。

這是一個日在常生活中做家事、外出，或是在工作場合上班等就能夠輕鬆達成的數值。

但是「一日8000步／中強度活動20分鐘」終究只是一個理想值。

在這之中，有些人因為年紀太大沒有體力，或是剛出院而沒有辦法活動身體。像這些人要在生活中實踐「一日8000步／中強度活動20分鐘」是非常困難的事情。

難以達成「一日8000步／中強度活動20分鐘」的人，**首要目標是不要總是窩在家中**。

也就是說，只要維持著「一日4000步／中強度活動5分鐘」就可以避免像是足不出戶，或是需要人看護等嚴重事態發生。從健康的觀點來看，能達成這個程度的話，滿分一〇〇分也算是拿到六〇分了。

達成第一個目標之後，就慢慢地朝向第二目標「一日５０００步／中強度的活動7.5分鐘」前進吧。

為什麼以「一日５０００步／中強度的活動7.5分鐘」為目標呢？因為這樣程度的身體活動可以預防不少攸關生死的疾病，例如腦梗塞、腦出血、心肌梗塞等等。

過程中請不要太過著急，只要循序漸進地達成階段性目標，身體也會漸漸習慣，即使是年紀大的人也能朝向下一個目標前進呢。

■實際測量「5000步／7.5分鐘」　高齡J太太的情況

接著我想介紹的是七十三歲的Ｊ太太。Ｊ太太的丈夫已經仙逝，目前她過著獨居的生活。

某天，Ｊ太太不慎在樓梯間跌倒，導致關節骨折。經過一個月的住院治療，雖然平安出院，但是骨折造成了一些後遺症與體力上的衰退，讓她之後有好一段期間都關在家中，不太出門。

這段期間J太太每天都在做什麼呢？

●早上五點起床
●打掃佛壇，擺設供品
●早餐
●給花壇澆花
●打掃房間（使用打掃機器人）
●午餐
●編織衣物、做娃娃（興趣）
●看電視
●宅配送來便當、食材等生活必需品
●晚餐
●洗澡
●晚上十點就寢

Ｊ太太的女兒也住在附近，因為擔心Ｊ太太的病情，因此常常返回Ｊ太太家探望她，順便也幫她把衣服都洗好了，同時更送了台打掃機器人給Ｊ太太，因此Ｊ太太幾乎沒有做到什麼家事。

這時候一天的活動量，可以推測出大概只有２０００步左右。

總而言之，Ｊ太太身體虛弱，有罹患憂鬱症或臥病不起的風險，所以我給了她以下建議。

- **打掃房間（使用打掃機器人）**　↑細節的部分由自己擦拭清潔
- **編織衣物、做娃娃（興趣）**　↑走15分鐘的路程去女婿家，與孫子一起製作娃娃。
- **宅配送來便當、食材等生活必需品**　↑自己負責購買重量輕的東西。

Ｊ太太因為受傷的刺激，雖然剛開始有些洩氣，但某天突然來勁了。看來Ｊ太太是看到了紀錄片中，描述老年人因骨折到臥病不起的過程，並把自己代換到片中的場景裡了。

於是J太太下定決心並表示：「我想要看見孫子的成長，也不想要一直臥病在床。」

而且聽她說，自從把身體活動量計測器帶在身上後，因為可以用眼睛看見效果（數值），也就成為了運動的動力來源。改變對走路的觀感之後，除了做家事之外，每天也都會「外出或散步30～40分鐘左右」，之後光是出門就能連續走3000步了。

像這樣，藉由「家事（2000步）＋30～40分鐘的散步或外出（3000步）」，就達成了「一日5000步／中強度的活動7.5分鐘」的生活了。

自此，J太太便沒有生過太大的病，外出的機會也增加了，聽她說接下來的目標是延長外出的距離，要去看以前常跟丈夫一起看的歌劇。

像這樣，年紀大的人，或是體力衰弱的人，難以實現「一日8000步／中強度活動20分鐘」的情況下，首先以「一日5000步／中強度的活動7.5分鐘」的生活為目標吧。然後，按照自己的步調，一步一步達成目標，就能夠增進並且維持健康了。

年邁者不要太過勉強身體

特別是高齡者，請以維持健康與預防重大疾病為目標開始吧！太過勉強而生病的話就沒有意義了。請務必不要過於勉強自己。

太過於
勉強的話……

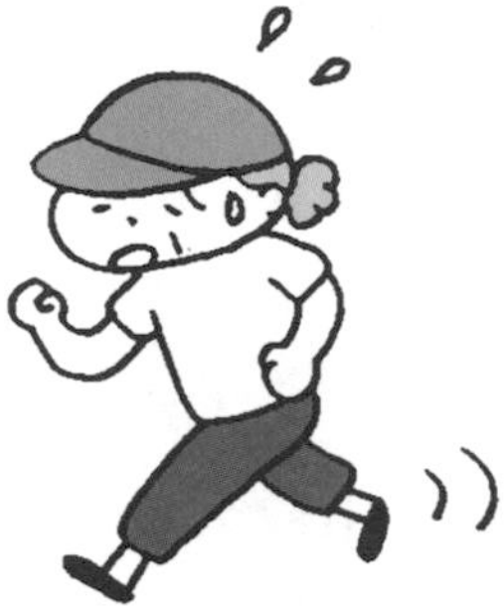

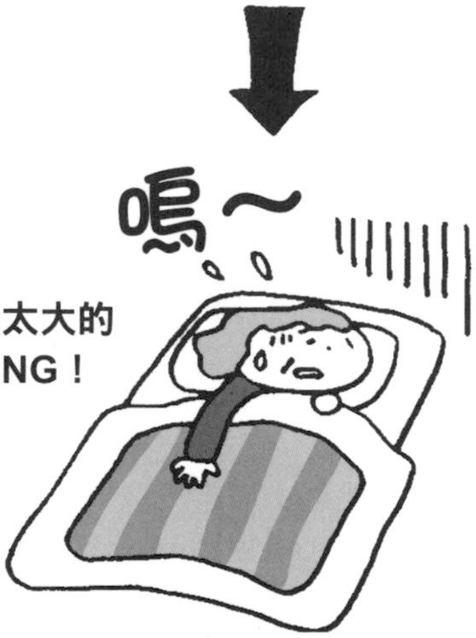

會給予身體太大的
負擔，所以NG！

只有週末也OK，
就算偷懶也沒問題！

■只有在週末進行也沒問題！所以可以持續下去

以「一日８０００步」為目標的話，就必須每日都要達成！有很多人會因此太過於勉強。

當然，如果可以達成每日不間斷「８０００步／20分鐘」的話，就沒有比這更棒的事情了。

但是，越是認真的人，越是會過於熱衷，無論颳風下雨還是身體不適，依然會認為「不管怎麼樣我也要完成８０００步」，進而逼迫自己。

下雨天，或是身子發寒的時候，其實不需要特別外出走路。

抱持著「好辛苦啊」或是「不情願」等心態運動的話，也沒辦法長久持續下去。

有可能在某天，因為不可抗力的因素而無法達成目標時，當事人會過於受挫，認為「之前做的都打水漂了……」

沒問題的，請不要感到過度的壓力。

就算是一禮拜都沒有達成「8000步／20分鐘」，也不會馬上對健康造成損害。

因此當各位感到身體不適，或是天氣不好的時候，就請放心偷懶不做運動吧！

只要達成「一年的平均值」就沒有問題了。

原本各位就該將「健康」想成是一個漫長的過程。

希望各位可以改抱持「沒辦法達成的話，就在週末的時候彌補吧！」的想法。

■偷懶也能彌補回來

舉例來說，「平日都在熬夜，週末就一次睡個十二小時」……。持續上述生活，會對身體健康造成危害。

睡眠沒有辦法「補睡」，那為什麼運動能夠加以「彌補」呢？這個答案，就在我們的「活動週期（行動模式）」之中。各位知道我們的活動之中，存在著「三個週期」嗎？

第一個是**每二～三天出現一次的「外出週期」**。人，並不會每天都往同一個地方去。以家庭主婦的情況為例，購物、醫院、學才藝等等也都是二～三天去一次。

像這種二～三天才去一次左右的頻率，呈現出「與平常不同的目的地」的就是所謂的「外出週期」。

第二個是**每7天出現一次的「星期週期」**。

舉例來說，平日的星期一到星期五在工作，假日不上班的情況下，平日與假日的生活型態、使用時間的方式都不相同。

像這樣，顯示一週期間大約的行動模式，就是「星期週期」。

第三個是**每三個月出現一次的的「氣候週期」**。

在日本，春夏秋冬的季節每三個月就會變換一次。因應季節變化，行動模式理當也會有所改變。

舉例來說，在下雪的寒冬裡，出門的人會變少吧。

另外，我們的行動，也會受到生活環境的影響。

有資料顯示，在比較高緯度的鄉鎮市或是山區中，春天會是「9000步／25分鐘」、夏天是「8000步／15分鐘」、秋天是「9000步／30分鐘」，冬天則是「6000步／10分鐘」。與緯度較低的溫暖地區相比，因季節變化造成活動量的變動有很大的不同。

每一天都達成「8000步／20分鐘」，本來就是一件困難的事情。

諸如：「今天我想偷懶」、「夏天真的提不太起勁運動」等等，我非常能夠理解各位會有這些心情。

所以，我所提倡的「代謝當量保健法」，並不需要堅持每天一定要達成「8000步／20分鐘」。

各位只要在一定的期間內，讓步數與中強度的活動時間都分別達到平均的目標值就行了。

■只要配合3個活動週期的話就OK！

舉例來說，以「8000步／20分鐘」為目標的人，在某天因為颱風的關係，完全沒有出門。

這時候，假設這個人只有做到「4000步／5分鐘」的身體活動，也沒有必要沮喪於「沒辦法達成目標，想放棄……」。

只要在颱風離開後，晴朗無雲的隔天中，做「一萬2000步／40分鐘」的運動就好了。這兩天的平均就會是「8000步／20分鐘」了。

或是，在第二天做「一萬步／30分鐘」，第三天也做「一萬步／30分鐘」，這樣三天的平均也會達成「8000步／20分鐘」的目標了。

我再舉一個例子向大家說明吧。

商務人士T先生，週一至週五都以工作為優先，五天的平均值為「7000步／15分鐘」。

於是他在週六的時候去公園散步時的數值為「一萬步／30分鐘」，週日的時候與家人一同前往郊外的購物中心時的數值則為「一萬1000步／35分鐘」。

T先生成了所謂的「週末步行者」，把平日不足的運動量，在週末的時候補了回來。

像這樣，無法在二～三日的期間內加以調整的情況下，就改以週為單位加以調整吧。

各位沒有必要每次都抱持悲觀的態度譴責自己，像是「今天沒有達成目標……」等等。

季節的週期，同樣只要在三個月的範圍內調整好就沒有問題了。

一般來說，在嚴寒的冬季，往往容易窩在家裡不出門，整體的步數有下滑的傾向。除此之外，這個季節裡也會增加心血管疾病的發病與死亡率。

另一方面，在酷熱的夏天，因為白天很長，所以出門的時間也會較多，步數不太會下滑，但由於溫度太熱，行動性的體溫調節機制產生作

在方便出門的日子裡，多走走路吧

溫暖的季節裡，盡量多出去走走
寒冷的季節、天氣不好的日子裡，減少出門也 OK
用一整年，來達成目標吧！

◆每個季節容易達成的目標例

春 8500～9000 步／20～25 分鐘
夏 8000～8500 步／15～20 分鐘
秋 8500～9000 步／25～30 分鐘
冬 6000～6500 步／10～15 分鐘

用，有減少中強度活動時間的傾向。以及，春季與秋季是比較舒適的氣候，步數與中強度活動時間也容易增加。

特別是氣候穩定的10月以及11月，與其他時期相比，有增加中強度活動的傾向。

所以，冬夏的季節裡不要太過勉強，而在春天與秋天的時候可以自行調整多一點運動量。

在北海道、東北地區等，溫差大的地區，可以依照季節的變化，適度的調整。

以「一日平均8000步／20分鐘」為目標的情況下，抱持輕鬆的態度就可以了，像是在春天、秋天時多出去走走，在夏季與冬季的時候就稍微克制等等。

最重要的是，**「這只是生活的一部分，時時提醒自己代謝當量保健法，並且長久持續下去」**。不論是哪種保健法，只要無法持續就沒有任何意義。

因此，「我一定要達成每日8000步／20分鐘」不要抱持這種充滿幹勁的想法非常重要。

「雖然今天無法達成目標，但還有明天。」

「因為平日幾乎沒辦法動彈，就在假日加油吧！」

「只要能補救回來就好了吧！」

懷抱上述心態，才是持之以恆的秘訣所在哦！

不勉強，且有效果地持續「8000步／20分鐘」的秘訣

■以「2000步」為單位增加，就能實現8000步的目標

我一直在重複告知各位，要維持健康，預防疾病發生，最理想的是「一日8000步／中強度活動20分鐘」。

如果現在，**讀這本書的您已經達到上述門檻，那麼我認為您不用再做其他運動也可以**。

那麼若是沒有完成這個條件的人，又該抱持怎樣的想法才好呢？

「一日8000步／中強度活動20分鐘」，是最終的目標，所以沒有必要一開始就要達成這個程度。

這與減肥的心態是相同的。「我要一個月內瘦5公斤！」若是訂下諸如此類有勇無謀的計畫，大概在過程中就會覺得「啊，我不行了……」，很多人也會因此招就復胖的結果。有害健康的程度超過了一開始的身體狀況，就得不償失了。

舉例來說，習慣走7000步的人，要他走8000步並非難事。**步伐70公分的女性，往返350公尺遠的便利超商，差不多是1000步。**

像這樣，提醒自己在日常生活中盡可能走路的話，要增加1000步並不會太難。

那麼，習慣一日平均走3000步的人，要他隔天就達到8000步的目標，又會如何呢？

一下子要增加5000步，我想各位光是想像就能理解，這是困難至極的事情。

努力的話說不定幾天之後可以達成，但過程中一定會強迫自己。年紀大的人或許體力會跟不上也說不定。

若遇上了這種情況，**先從增加2000步開始**吧！

一日走不到6000步的人，大約增加「2000步／中強度活動5分鐘」、一日走8000～一萬步的人，就增加「2000步／中強度活動10分鐘」。

如果是2000步左右的程度，只要在生活中稍微下點功夫，像是出個門或是散個步就能達成。

用剛剛便利超商的例子，那位女性若是往返七百公尺遠的便利超商，那麼就是增加2000步了。

「為增加步數而找事情做」或許也是個不錯的點子。

找到目的，更能夠開心持續下去，像是去鄰近城市的知名麵包店買麵包等等。

然後，若是覺得增加2000步不會勉強也不會太疲勞的話，接著就是持續二個月的期間。

例如，現在是4000步的話，就照下列的方式持續增加步數吧。

現在　：4000步

←增加2000步……「習慣去更遠一點的便利超商吧！」

二個月後：6000步

←增加2000步……「用腳踏車去的地方，改用雙腳前往吧！」

四個月後：8000步

我在第2章的時候說明了，**「請於現在的步數上，再增加2000步，並且持續二個月」**，的話，就可以打開長壽基因的開關。

藉由增加2000步，就可以免去比現在更多的疾病風險。

年紀大的人若覺得走8000步很困難的話，首先以「增加2000步」為目標吧！

慢慢地用自己的步調增加活動量的話，對於健康也會有顯著的效果。

■總之請先「走出戶外」

到現在為止都在介紹「代謝當量保健法」，但各位不需要覺得太拘束。

我自己本身認為「當人類感到困難、麻煩、義務性的話，就無法持之以恆」，所以希望各位不要有那種「非得要做什麼才行」的感受。

諸如：

「不用買營養補充食品就能維持健康，這可真是賺到了呢。」

「在日常生活中就能變得更健康，省下了去健身房的錢，還真幸運咧！」

「不用去醫院，醫療費銳減！就用這些錢去旅行吧！」

等等反正要做的話，希望大家可以用更輕鬆，更正向的心情思考。

然後，在準備開始「8000步／20分鐘」的時候，也請不要認為這很困難。

千里之行始於足下。

作為健康的第一步來說，踏出戶外一事非常重要。

「序章」中介紹了奈良縣「外出保健法」，這可以說是同一種思考方式。

當中提倡「多外出自然就會變健康」的概念，確實也有很多接受健康追蹤的人們在健康狀況上獲得了改善。

中之條町引發了罕見的奇蹟，其中最大的因素，我想就是居民們這種輕鬆而淡泊的心態吧。

一般來說，不管是什麼保健法，持續半年左右就會覺得厭煩了。能持續一年以上的人究竟能有多少呢？

然而，在中之條町中，性別、年齡、體質均不同的居民，卻能持續這套「代謝當量保健法」十年以上的時間，並且維持著自身的健康狀況。

如果對該怎麼做感到徬徨不解時，首先請試著外出。並增加外出的機會吧。這才是「代謝當量保健法」的精髓所在啊。

首先，請先試著從外出開始做起吧。

■屬於全身運動的「代謝當量健走」是最有效率的保健法

本書並非所謂的「健走」書籍。

這是因為只要能在生活中達成「8000步／20分鐘中強度活動量」的目標，無論是怎樣的身體活動項目都沒有問題。

只要能配合每個人生活型態的方式達到目標就行了，因此希望各位不要抱持「一定要健走才行」的預設心理。

所以若是在日常生活、家事、外出，或是工作中，步數與中強度運動不足的話，考慮採取常規運動等方式補足也是很不錯的選擇。

但是，我終究還是想要將最為簡單，且不論是誰都能馬上開始的方法——

「步行」推薦給各位。

因為，**步行是一種「全身運動」**。

要有效率地消耗能量，最有效的方式就是會運用到很多肌肉的全身運動。

舉例來說，同時動用全身的肌肉，與只運用手腕的肌肉相比之下，我們可以想像得到前者較能有效地消耗能量。

如果只用手腕的肌肉卻要消耗同等的能量，不是會對身體造成相當大的負荷，就是要長時間使用手腕的肌肉才行。

總而言之，那麼做的效率非常差。

相較之下，健走屬於全身性運動，除了下半身之外，也會使用手腕、腹肌等上半身的肌肉，能夠有效地消耗能量。

有些人「為了健康而騎腳踏車」。雖然騎腳踏車也是一種運動，但是那屬於下半身的運動，所以與健走相比，不能說是非常有效率。

當然，其他像是水中運動等，也都屬於全身性的運動，但「步行」是人類的基本動作，不論是誰都能輕鬆辦到，也是最適合日常生活的運動不是嗎？（只要有一雙鞋子就能開始健走，但跑泳池游泳、上健身房鍛鍊可就沒這麼容易了）

在這個層面上，**我推薦使用健走，補足日常生活中缺乏的運動量**。

但是，也希望大家注意，若只是健走，而不是「代謝當量健走」的話，並沒有什麼意義。

■「早晨」不應該運動

早上去公園的話，常常會看到有人在跑步或是健走。

確實，有些商務人士有時候會工作到很晚，只有在早上才有時間運動。

過著退休生活的人，可能是因為可以運用的時間變多，又或是早上太早起床，因此有不少人也會在早上運動。

但是，在早上做中強度的運動，卻是風險極高的行為啊。

因為心肌梗塞、腦梗塞、狹心症等心血管疾病發病的巔峰期都落在黎明至中午之間，特別是剛起床後的一小時之內。

人類迎接死亡的時間，也大多是在這個時段。

「早上跑步的時候突然暈倒，就此與世長辭」，各位應該都有聽說過這類憾事吧？而在早上打高爾夫球時死亡的人也不在少數。

這絕對不是偶然，而是必然的結果。

我們認為會造成此現象的原因，與自律神經伴隨著睡眠、甦醒所發生的變化有很深遠的關係。

自律神經，扮演著使心臟等器官跳動，或是調整荷爾蒙分泌的角色。

在人體活動的時候，交感神經會處於優勢，而在休息的時候副交感神經會處於優勢，自律神經藉由這兩者彼此間的良好平衡，掌控著人體的活動與休憩。

人從睡眠中甦醒的時候，自律神經的開關會從副交感神經優勢，轉換成交感神經優勢，早晨自律神經還處於不安定的狀態，所以血壓與心跳會有劇烈的變化。

在人體運作的準備尚未完全，血液還是濃稠的狀態下，做中強度以上的激烈運動，會對腦部、心血管造成很大的負擔。

中老年，或是高齡者特別需要注意這件事情。有動脈硬化的人，若是剛起床後就做激烈的運動，則會有引起心肌梗塞等疾病的風險。

而在冬季時血壓突然上升，或是血管劇烈收縮，都會提高心肌梗塞與腦梗塞的風險。

即使是年輕人要在早晨運動，為了讓「濃稠的血液」可以順暢流動，也請一定要喝一杯水後才開始。

■傍晚運動可以讓您更好眠

為了要避免這樣的風險，我們來試著改變運動的時段吧。我絕對推薦在傍晚運動，而非在早晨。

在傍晚運動的話，身體是充滿活力的狀態（也就是交感神經處於優勢時），而且還有**「助眠」的好處**。

人類有著體溫的週期。

早晨到傍晚這段時間，體溫會升高，然而在夜晚到早晨的時候，體溫會下降。

人在睡眠的時候，體溫的差異越大越能一夜好眠。

所以，入眠時體溫越高的人，越能睡得深沉。若入眠時體溫越高的話，睡眠中體溫下降的幅度就會越大，因而能睡得安穩。

也就是說，反過來想的話，**傍晚時藉由運動先行提升入睡時的體溫，就能有良好的睡眠品質**。

高齡的情況下，隨著年齡的增加，體溫升降溫的幅度會越來越小，而且有早上會早早起床的傾向。

結果可能會招致慢性疲勞、失眠等各種身體不適。

因此我建議若是高齡者，更應該在傍晚運動，把體溫的節律調整至正常範圍內。

但是，**希望各位不要在太晚的時間，特別是就寢前運動。**

若在太晚的時間裡做中強度運動，交感神經會變得活躍，身體因而過度興奮而睡不著覺。

當然，並不是說在早上，或是中午以前絕對不要做運動比較好。有些人可能只有早上才有時間吧。

這時候，請提醒自己，在自己身體允許的範圍內運動吧。

我不希望各位像我開頭介紹的人們一樣，最後以悲劇收場。

■用「身體活動量計測器」實行步數倍增計畫！

在中之條研究中，我請到五百～一千位居民攜帶身體活動量計測器，每日自動計算步數與中強度運動的活動時間。

每天請居民帶著身體活動量計測器走路，可能會造成他們的負擔，所以在一開始的時候，我很擔心地問他們說「是否願意積極地配合研究？」，出乎意料地，大多數的居民給我的回饋很都非常正向。

帶著身體活動量計測器的話，步數與活動的強弱（代謝當量）等等都會顯示在液晶螢幕上。然後，若達成一日的目標時，畫面會顯示出「萬歲

標示」（※會因廠牌而不同）

像這樣，將每日自己的身體活動狀況顯示成數值，可以了解目標的達成狀況，而且大部份的居民都覺得這樣的方式很有趣。

帶著身體活動量計測器的居民，大多數都很在意步數與活動的強度，一天之中會確認數值好幾次。

然後，若感覺到「今天的步數或是中強度的活動太少」的話，會提醒自己要多外出走走增加數值。

相繼出現許多人因為攜帶身體活動量計測器，而對運動或是生活習慣有正向的改觀。

英國的研究團隊表示，攜帶身體活動量計測器能有效增加步數。

若各位手邊有身體活動量計測器的話，不妨就從今天開始帶在身上試試吧。

不使用這只器材可說是「暴殄天物」的行為。因為在這只器材當中，匯聚了能運用我研究結果的「寶藏」。

看完了這些文章之後，帶著身體活動量計測器的話，你對健康的看法會有一百八十度的轉變。像是：

「還剩下1000步就能預防糖尿病了呢」

「跌倒、骨折、臥病不起很可怕，還是多多出門走走吧」等等。

若手邊還沒有的人，請務必考慮是否要購入一只身體活動量計測器。商品的金額，大約是2000至4000日圓（譯註：目前台幣比日圓約為1：4）左右，希望您可以認為它擁有物超所值的價值。

畢竟想到若是不小心搞壞身體，就得購買可疑的營養補充品，或是昂貴的醫療器材，到時候就不會覺得身體活動量計測器很貴了。

從現在起是「自己的健康，自己守護」的時代了。

伴隨著人口高齡化，難以避免醫療費增加的負擔吧。**能守護你的健**

康，以及荷包的，只有你自己。

日本是長壽大國，同時也是臥病不起的大國。日本是全世界「臥病期間」最長的國家。

能夠預防疾病發生，並且可以用自己的雙腳確實行走的話，就能健健康康的生活下去。

請務必要使用「代謝當量保健法」，打造健康與豐富的生活吧。

■靈活運用身體活動量計測器使身體更健康

我想各位已經充分瞭解，利用身體活動量計測器促進健康的好處了。

在此，我要介紹一款以我的研究為基礎開發而成的「N系統」，給那些想要讓身體變得更健康的人們。

「N系統」中的「N」是取自「中之條（NAKANOJYO）」的首個字母。

就像我先前說明的一樣，利用步數與中強度的活動時間，就能知道可以預防什麼樣的疾病，將此系統化之後，就能用雙眼看到「現在可以預防的疾病有哪些」了。

客製化的醫療備受注目已經很久了，但「N系統」無庸置疑會成為您專屬的家庭醫生。

請務必要活用這個系統，作為您促進健康的其中一環。

嘗試後的真實感受！
代謝當量保健法

把家事變成代謝當量運動，預防癌症復發！

I 女士，是位四年級尾的家庭主婦。

數年前發現罹患癌症，也接受了手術。幸好發現得早，沒有演變成難以挽回的結果，從此之後，I 女士便在日常的生活中，加入了中強度的運動。

I 女士的做法非常獨特，因為她在家事中增加了中強度的運動。至今為止的她都是用拖把拖地，但現在她都用抹布擦地板了。另外，使用吸塵器的時候，也都拿著吸塵器的主體。

像這樣，低強度的家事，稍微下點功夫也能搖身變成中強度的家事。

除此之外，I 女士也利用自家的庭院，開始從事自以前就很感興趣的園藝，以及小型的家庭菜園。

這些努力有了回報，I 女士不只被大家誇獎「皮膚變好，氣色更佳」之外，也成功減重好幾公斤，健康檢查也沒有發現任何異常。聽說醫師也向她保證「不需要再擔心癌症復發了」。

後話

我開始研究關於運動與人的健康，是在1980年代後半段的時候。那個年代的日本社會處於泡沫經濟期。那時候不論是誰，都想要著手與賺錢有關的研究。

我當時的研究主題是如何促進銀髮族的身體健康，這被認為是很平淡冷門的研究，但我堅信只要到了二十一世紀，日本一定會迎來高齡化的社會。

在此狀況之下，某日我參加了一場於大阪舉辦的國際學術會議，並遭遇了改變我往後人生的事件。那就是與世界級老年學權威，雪普（Roy J. Shephard）博士邂逅一事。

雪普博士對我的研究內容非常感興趣，表示希望我遞交一份論文給他。當時我發表的主題是「何時是最適合開始預防老化運動的時期（年齡）？」

我從那時候開始便全心全意地投入這方面的研究，我想若是當年沒有碰見雪普博士的話，就沒有現在的我，也沒有「中之條的奇蹟」了吧。

在當時，大家都已經知道運動會影響健康，而且也都知道不能只做運動就好了，因為用於「運動的體力」與用於「預防生病的體力」（＝免疫力）是全然不同的。

即使如此，大部份的人依然不曉得「罹患疾病的罪魁禍首」是什麼。我至今總括與交叉學習了各種領域的知識，而我所選擇的題目，並非潛伏於人體內的致病因子，而是促使疾病纏身（使免疫機制衰弱，或是使基因受損）的「錯誤生活習慣」。

而後在中之條的研究之中，我終於掌握運動與健康之間有何關聯了。

在本書當中，我一直向各位說明，運動可以提升免疫機制，但也可能會造成基因受損。

而在一開始，我也向各位介紹在奈良縣、和歌山縣、橫濱市等地的自治團體都採用了「代謝當量保健法」，並且也著實出現了成果。

不僅僅是如此而已。日本身為長壽大國，以「零臥床率」為目標，並為了將「健康長壽」的宗旨發揚光大，日本各地接連採用以促進健康為基礎的「代謝當量保健法」。

由於獲得中之條町的五千位居民鼎力相助，我們開始了中之條這個「奇蹟」，十四年間在日本廣為流傳，或許在某個未來，會成為世界性的「促進健康的標準」吧。

在最後，我非常感謝現今依然給予協助的中之條町居民，以及恩師雪普博士。

誠摯希望本書可以協助各位讀者，打造健康的每一天。

東京都健康長壽醫療中心研究所　青柳幸利

参考文献

『基礎編　「中之条研究」で実証された　健康長寿の実現に最適な日常身体活動の量と質』
青柳幸利（有限会社ノーブル・プレス）

『実践編　「中之条研究」で実証された　医療費削減の効果が得られる日常身体活動の量と質』
青柳幸利（有限会社ノーブル・プレス）

『背景編　「中之条研究」の基礎となった　高齢者における歩行機能の重要性：老化のメカニズムと予防法』
青柳幸利（有限会社ノーブル・プレス）

PROFILE

青柳幸利（Aoyagi Yukitoshi）

醫學博士／東京都健康長壽醫學中心研究所抗老化研究團隊的副部長

1962年生於群馬縣中之條町，筑波大學畢業。修完多倫多大學大學院醫學系研究科博士課程，取得醫學博士。
以居住在中条町65歲以上的所有居民為對象，歷經了十多年，實施了有關身體活動與疾病預防的調查（中之條研究）。從中推導出「不生病的運動法則」（中之條），甚至被稱之為「中之條的奇蹟」。現在從事製作高齡者的運動處方指南，同時也是各國國際性研究項目的成員之一。
在國內，除了奈良縣導入「代謝當量保健法」做為「外出保健法」之外，和歌山縣、神戶市、橫濱市等各自治團體與大企業的健保協會，在健康事業上均採用了以中之條研究為基礎的系統。
NHK「ASAICHI（あさイチ）」「早安日本（おはよう日本）」等電視節目、各新聞雜誌中，也將此報導為「嶄新的健康促進法」，在日本蔚為風潮。

TITLE

90%的病是錯誤運動造成的

STAFF

出版　三悅文化圖書事業有限公司
作者　青柳幸利
插畫　北村友紀
譯者　謝承翰

總編輯　郭湘齡
責任編輯　黃思婷
文字編輯　黃美玉　莊薇熙
美術編輯　謝彥如
排版　菩薩蠻電腦科技
製版　大亞彩色印刷製版股份有限公司
印刷　桂林彩色印刷股份有限公司
　　　綋億彩色印刷有限公司
法律顧問　經兆國際法律事務所　黃沛聲律師

代理發行　瑞昇文化事業股份有限公司
地址　新北市中和區景平路464巷2弄1-4號
電話　(02)2945-3191
傳真　(02)2945-3190
網址　www.rising-books.com.tw
e-Mail　resing@ms34.hinet.net

劃撥帳號　19598343
戶名　瑞昇文化事業股份有限公司

初版日期　2015年11月
定價　250元

國家圖書館出版品預行編目資料

90%的病是錯誤運動造成的 / 青柳幸利著；謝承翰譯. -- 初版. -- 新北市：三悅文化圖書, 2015.10
192　面；14.8 x 21　公分
ISBN 978-986-92063-4-1(平裝)
1.運動健康

411.7　　104020450